LES CHAKRAS :
CE QU'ILS SONT VRAIMENT

Une explication brève et concrète grâce aux apports de la science, du Tantra et de la psychologie moderne.

Stéphane Le Colas

Copyright © 2018 Stéphane Le Colas

All rights reserved.

ISBN : 9781980671831

TABLE DES MATIERES

	Introduction	p.1
1	Les Cosmologies du Yoga	p.2
2	Que sont les Chakras ?	p.11
3	Les Chakras et le Tantra	p.13
4	Histoire des Chakras	p.15
5	Les Liens entre le Corps Physique, le Corps Emotionnel et les Chakras	p.21
6	L'Equilibre des Chakras	p.29
7	Le 1er Chakra et le Potentiel Individuel	p.33
8	Le 2ème Chakra et les Traumas	p.36
9	Le 3ème Chakra et l'Utilisation de l'Energie	p.45
10	Le 4ème Chakra et la Compréhension du Soi	p.49
11	Le 5ème Chakra et la Réalisation du Soi	p.55
12	Le 6ème et le 7ème Chakra et le Potentiel Humain	p.59
13	Le Repos des Chakras	p.64
14	Le Yoga et les Traumas	p.66
15	Le Yoga et les Addictions	p.71
	Conclusion	p.80
	Remerciements	p.81
	A propos de l'auteur	p.82

LES CHAKRAS : CE QU'ILS SONT VRAIMENT

INTRODUCTION

En tant que professeur de yoga, yogathérapeute et praticien en médecine ayurvédique, j'entends souvent beaucoup de choses sur les Chakras de la part de mes étudiants ou de mes patients. Beaucoup de ces choses sont fausses ou tout du moins imprécises. Principalement parce que sans la connaissance de la cosmologie qui en est une des bases, nous ne pouvons pas comprendre et intégrer ce que sont les Chakras.

J'ai conçu ce livre comme un manuel de formation sur la cosmologie yogique et les Chakras en partant du principe que vous avez déjà quelques bases en yoga... Si ce n'est pas le cas, ce n'est pas bien grave mais certains concepts seront plus difficiles à appréhender.

J'ai compilé ici de nombreuses informations, à la fois de sources occidentales et orientales, provenant de différentes cultures et traditions.

De l'histoire des Chakras, à leurs significations, en passant par leur « traitement », j'espère vraiment que vous trouverez dans ce livre les informations que vous recherchez.
Etant donné que le 2ème Chakra est fortement impliqué dans deux grands fléaux de notre société, les traumatismes et les addictions, un accent particulier est mis sur ceux-ci.

J'espère également qu'après lecture vous passerez paisiblement le message : « Non, le 1er Chakra n'est pas rouge... »

1 LES COSMOLOGIES DU YOGA
La Manifestation et l'Evolution de la Conscience

Avant d'évoquer les Chakras, nous devons d'abord expliquer un peu les cosmologies du yoga afin d'avoir une meilleure compréhension.
La cosmologie est l'étude de l'univers dans sa totalité et, par extension, de la place de l'humanité dans celle-ci. Bien que le mot cosmologie soit récent, l'univers a longuement été étudié par la science, la philosophie, l'ésotérisme et la religion.

La cosmologie peut nous aider à trouver des réponses à des questions telles que :
- Qu'est-ce que le monde ?
- Comment se concrétise-t-il ?
- Comment fonctionne le monde ?
- Quel est le but de l'existence ?

Dans le vaste domaine de la philosophie du yoga, il existe différentes versions de la cosmologie. Celles-ci diffèrent non seulement en termes de détails, mais aussi en termes de ce qu'elles proposent comme sens profond de l'univers.
Nous étudierons brièvement ici deux des cosmologies les plus connues, la cosmologie Samkhya et le Shivaïsme du Cachemire.

Ces cosmologies auraient été perçues par des yogis capables d'étendre leur esprit aux quatre coins de l'univers et de comprendre ainsi les mécanismes de la vie.
Pour diverses raisons personnelles, sociales et culturelles, certains de ces voyants ont pu percevoir certains aspects et les ont interprétés en conséquence. Par conséquent, nous trouvons des divergences entre différentes cosmologies.

I/ Cosmologie Samkhya

Samkhya est la première véritable école de philosophie en Inde. Fondée par Kapila, elle a influencé à la fois le bouddhisme et le yoga classique.
En Samkhya, nous ne trouvons aucune mention d'une source divine, chaque entité est une Purusa éternelle, une étincelle divine, elle-même. Ceci pose comme constat que les hommes manquent de discrimination - mais c'est là la vérité de notre nature éternelle.
Samkhya est une philosophie fondamentalement dualiste (*dvaita* plutôt qu'*advaita*) et la dualité est exprimée par : *Purusa* (non qualifié) et *Prakritti* (avec des qualités).

Selon cette cosmologie, tout ce qui existe dans l'univers exprimé possède trois qualités, les *gunas* :
- *Sattva*, qui est sensible, vivant, frais, alerte et subtil. Par exemple, une personne éveillée est considérée comme étant purement Sattvique.
- *Rajas*, qui est dynamique, actif et changeant. Par exemple, le règne animal est dit Rajasique.
- *Tamas*, qui est statique, terne, paresseux et épuisé. Par exemple, le royaume minéral est dit Tamasique.

Dans la Nature, les gunas existent en toute chose dans des proportions différentes. Ni l'une ni l'autre de ces qualités n'est bonne ou mauvaise. Cependant, en tant qu'Humain, nous devrions chercher à être le plus sattvique possible.

De plus, tout ce qui est exprimé dans l'univers est composé de divers éléments, les *tattvas*. Le nombre et la définition des tattvas diffèrent selon l'école de pensée étudiée. Ils sont utilisés pour expliquer à la fois les cosmologies du Samkhya (vingt-quatre tattvas) et du Shivaïsme du Cachemire (trente-six tattvas).
Cependant, les deux cosmologies reconnaissent cinq grands éléments, les *mahatattvas*, comme dernières étapes de la manifestation (de la création). Ces cinq éléments bruts sont :

- *Akasha*, l'éther ou l'espace, le facteur éthérique.
- *Vayu*, l'air, le facteur aérien.
- *Tejas*, le feu, le facteur lumineux.
- *Apa*, l'eau, le facteur liquide.
- *Ksiti*, la terre, le facteur solide.

Le principe de causalité est un point clé dans la compréhension de la philosophie Samkhya. Il s'agit de l'idée que rien ne peut vraiment être créé ni détruit dans le néant.
Il n'y a pas de concept de créateur ou de Dieu (plus tard, dans les *Yoga Sutras*, Patanjali propose l'idée de suprême non personnifié, *Parama Purusa*). Ici, la libération (*moksa*) se produit à travers la discrimination objective, qui n'est autre qu'une réelle compréhension des tattvas.

Au sommet de la cosmologie Samkhya, nous avons Purusa (conscience pure et non qualifiée) et Prakritti (le principe opératoire). Prakritti se déroule à travers les vingt-quatre tattvas afin « de plaire » à Purusa.

Nous pouvons schématiser la cosmologie Samkhya ainsi :

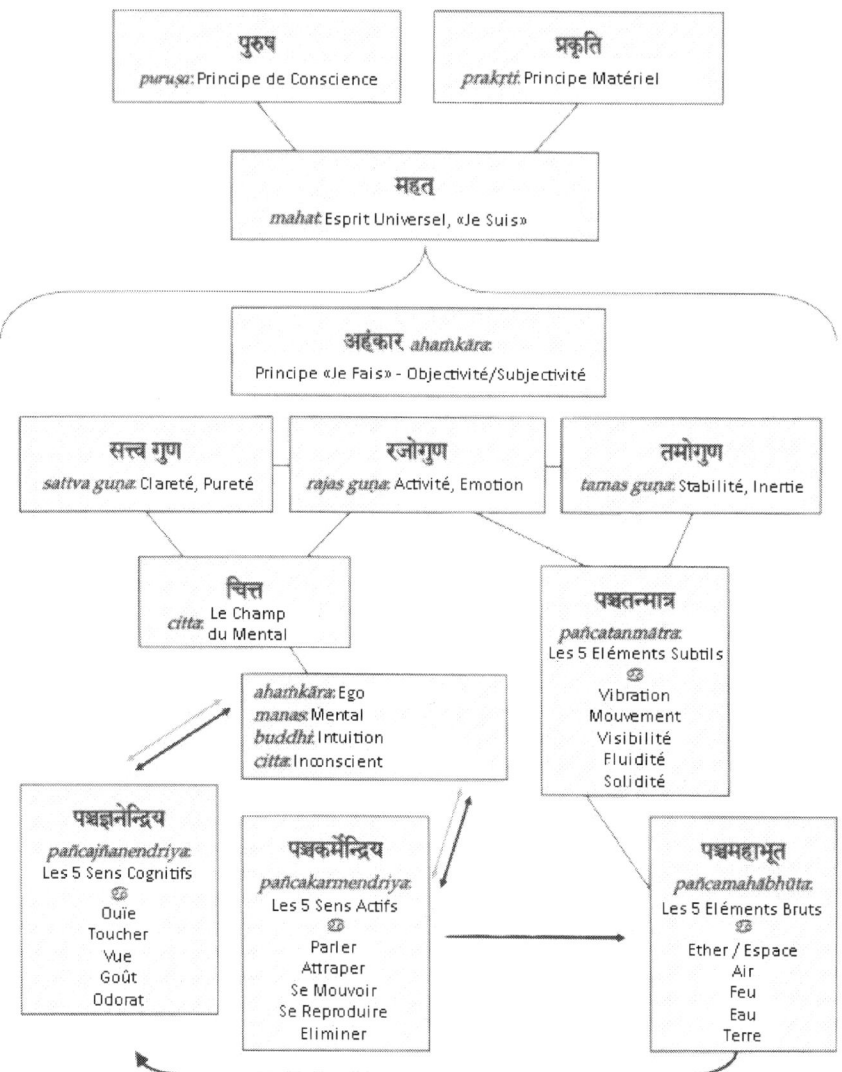

Prakritti est le premier élément. C'est la potentialité la plus subtile, la source de tout ce qui existe dans l'univers physique.
L'esprit se déploie à partir de Prakritti en :
- *Mahat* : l'esprit supérieur
- Puis *Ahamkara* : l'égo

Les autres éléments du champ du mental évoluent à partir d'Ahamkara sous l'effet des gunas. C'est le cas de *Manas* : le mental, l'intellect, et de *Buddhi*, l'intuition, le 6ème sens.

Les cinq sens (*pancha jnana indriya*) se déploient ensuite sous l'aspect sattvique d'Ahamkara (égo). Ce sont :
1. L'ouïe, qui fait écho au le facteur éthéré, dans le 5ème Chakra.
2. Le toucher, qui fait écho au facteur aérien, dans le 4ème Chakra.
3. La vue, qui fait écho au facteur lumineux, dans le 3ème Chakra.
4. Le goût, qui fait écho au facteur liquide, dans le 2ème Chakra.
5. L'odorat, qui fait écho au facteur solide, dans le 1er Chakra.

Les cinq organes moteurs (*pancha karma indriya*) se déploient également à partir de l'aspect sattvique de l'égo (Ahamkara). Ce sont :
1. Les bras et les mains
2. Les jambes et les pieds
3. L'appareil phonatoire
4. Les organes uro-génitaux
5. L'anus

De l'aspect statique (tamasique) de l'égo (Ahamkara) se déploient les cinq éléments subtils (*pancha tanmatras*). Ces éléments subtils sont les énergies racines qui permettent la perception :
1. Du son
2. Du toucher
3. De la vue
4. Du goût
5. De l'odeur

En ce qui concerne le yoga, Patanjali, qui a été le premier à vraiment en donner une définition, s'est inspiré de la cosmologie Samkhya pour écrire ses *Yoga Sutras*. Il y dit que le yoga est la cessation des fluctuations du mental (« *Yogash Citta Vrtti Nirodah* », Y.S.1.2).

Le but du yoga serait donc d'arriver à « remonter » les tattvas afin de demeurer dans la nature éternelle et immuable de Purusa.

II/ Cosmologie Shivaïte du Cachemire

Le Shivaïsme du Cachemire a émergé vers 700 av. J.-C. à partir des anciens enseignements shivaïtes et connu un intérêt renouvelé au cours des 100 dernières années. C'est une partie de la religion/voie shivaïte, plus générale, qui est le plus ancien courant spirituel de l'Inde.

Il s'agit d'une cosmologie tantrique, le début de la création est différent de celui décrit dans le Samkhya. Tout commence avec *Paramashiva* (*Brahman*), la conscience non manifestée. Puis viennent *Shiva* (le principe cognitif) et *Shakti* (le principe opérationnel), les divinités manifestées.
La distinction importante entre le Samkhya et le Shivaïsme du Cachemire est l'inclusion, avant Purusa et Prakritti, d'un esprit cosmique à multiples facettes.

Deux autres différents points sont également à comprendre dans le Shivaïsme du Cachemire :
- L'esprit cosmique est composé de:
  1. *Sadashiva*, « Je Suis Cela » (je mets l'accent sur moi, le subjectif. *Sada* signifie « vérité » et *Shiva* signifie « principe cognitif »).
  2. *Ishvara*, « Ce que Je Suis » (l'accent est mis sur « Ceci », l'objectif. *Ishvara* est le mot utilisé pour « Créateur »).
  3. *Suddhavidya*, « La Connaissance Réelle » (l'état d'équilibre entre le sujet et l'objet qui sont maintenant clairement distincts dans l'unité).
- De Suddhavidya émerge Maya (l'illusion), qui correspond au début du dualisme. Prakritti est la première étape de Maya et elle est contrôlée par les gunas - Sattva, Rajas et Tamas.

Le reste du système Shivaïte du Cachemire suit la cosmologie Samkhya.

Selon le Shivaïsme du Cachemire, l'individu doit réaliser qu'il n'y a que la conscience pure qui existe.
Comme dans le Samkhya, c'est l'inconscience, ou l'illusion par Maya, qui empêche l'aspirant de réaliser sa vraie nature.

Selon le Tantra (qui peut être considéré comme le mode de transformation intégral des êtres humains pour le Shivaïsme du Cachemire), le sens de la vie consiste à rechercher l'équilibre en vivant dans cet univers exprimé tout en essayant de comprendre qui nous sommes réellement.

Une fois que nous avons étudié les deux principales cosmologies du yoga, nous pouvons en déduire et conclure quelques applications pratiques et principes :

- L'univers du désir : c'est le souhait du divin de s'exprimer en tant que monde matériel.
  C'est le désir de chaque entité de fusionner avec le suprême.
  Tous les désirs ne sont que des expressions voilées de ce désir unique.
- La matière et la vie : la vie a évolué à partir de la matière parce que la matière a évolué hors du mental cosmique.
- Evolution de ces deux derniers points :
  1. Prakritti (grâce au *Prana*, l'énergie de vie) fait que les cinq facteurs s'organisent en formes de vie de plus en plus complexes.
  2. L'esprit commence à évoluer hors de la matière. Il a toujours été là, somnolent.
  3. La conscience évolue hors de l'esprit.
- La pression :
  1. C'est la pression du Prakritti tamasique qui agit sur les facteurs fondamentaux et qui fait que la vie a lieu.
  2. De même, ce sont les périodes de pression qui provoquent la croissance.

C'est le cas de la pression du liquide amniotique qui provoque le développement du bébé. C'est aussi pourquoi les massages et le toucher sont essentiels pour la croissance et le développement des nourrissons et des enfants.
3. La pression prend diverses formes.
Pour les humains, la pression est physique, psychique et spirituelle. Lorsque nous sommes stressés par exemple, nous disons : « Je suis sous pression ».
4. La pression est responsable de l'évolution. En d'autres termes, les obstacles de la vie sont nos amis.
C'est une vision typiquement tantrique de la vie.

- Evolution de la pression :
  1. La vie devient de plus en plus complexe sous la pression de l'Esprit Cosmique.
  2. C'est le désir de l'esprit de créer des structures de plus en plus complexes pouvant abriter le mental en évolution. La structure physique évolue à cause de ce désir.
- Evolution de l'esprit :
  1. L'esprit commence à évoluer hors de la matière (il était latent en son sein).
  2. La conscience évoluera hors du mental.
- Instinct :
  1. Les êtres les moins développés évoluent en raison de la pression physique du monde. Ils sont contrôlés par une partie plus inconsciente de l'esprit.
  2. Il y a un sens plus fort de l'objet que du soi. Cela conduit à l'action ou à la réaction instinctive.
  3. Le désir est la préservation de soi, l'autoreproduction.
- Intellect :
  1. L'égo émerge. Les êtres les plus développés ont un sens de l'égo.
  2. La structure mentale est plus complexe et possède un système neuroendocrinien plus développé afin de faire face à la complexité de la pensée.

- 3. Les êtres plus développés évoluent sous la pression de l'intellect.
- Intuition:
  1. Le témoin émerge de l'égo à cause de l'influence de Sattva (il était toujours là, en sommeil).
  Le sentiment de « Je suis » se développe. L'être est plus intuitif, contemplatif.
  2. L'être évolue en raison de la pression et du désir spirituel interne.
- Soif de l'Absolu :
  1. Dans l'être chez lequel le témoin domine, l'esprit commence à développer un fort désir pour l'Absolu.
  2. L'esprit se développe littéralement. Il y a un changement dans la masse et le volume du corps mental.
  3. La structure physique change également : un système neuroendocrinien plus complexe est nécessaire pour répondre au désir croissant d'expansion.
- Subtilité augmentée : si nous passons tout notre temps dans la partie de nous qui s'associe à ce que nous avons fait (l'égo) nous ne pouvons pas développer l'attitude du témoin. Nous sommes centrés sur l'extérieur.
- *Samadhi* :
  1. Lorsque tout le mental est finalement converti en témoin, cela s'appelle *savikalpa samadhi* (l'unité qualifiée).
  2. Quand le témoin est converti en âme (*Atman*), il est maintenant au-delà de la force pesante des trois qualités (gunas). On appelle cet état *nirvikalpa samadhi* (l'unité non qualifiée). Cet état est au-delà de l'esprit.

Cette compréhension des différentes étapes du Tantra et du Shivaïsme du Cachemire est essentielle pour aborder les significations et les fonctions des différents Chakras.

2   QUE SONT LES CHAKRAS ?

Chakra est le mot sanscrit pour « roue ». Ce sont donc des roues ou plutôt des vortex physiques, psychologiques et spirituels.
Le mot est prononcé « Tchak.Ra » ou « \ chä-krə » en phonétique.

Nous pouvons trouver différentes définitions des Chakras. Cela est fonction de la tradition qui en parle.

Harish Johari, qui était un éminent spécialiste indien du Tantra et des Chakras, auteur de nombreux livres à ce sujet, disait que les Chakras sont « des centres de transformation de l'énergie mentale/émotionnelle en énergie spirituelle ».

Sir Jon Woodroffe (Arthur Avalon), qui était un indianiste anglais, a écrit dans son livre *The Serpent Power* que les Chakras sont « les pouvoirs des divers Tattvas ou Principes ».

Nous pouvons dire que les Chakras sont tout d'abord une interface entre l'intellect, le corps et l'esprit.
Ils sont liés à des structures physiques où la conscience « se branche » sur le corps. Les Chakras peuvent en effet se manifester par l'activité neuroendocrine.

Ils créent chaque système dans le corps. Ils sont le modèle holographique et énergétique du corps physique, ainsi que du mental et de l'esprit.

D'un point de vue yogique, les Chakras communiquent via les *nadis*, qui sont des voies énergétiques subtiles (l'équivalent des méridiens en médecine traditionnelle chinoise). Les nadis traversent les tissus conjonctifs (fascias). Cette communication peut être scientifiquement expliquée à travers la PNI (psycho-neuro-immunologie).
Les yogis ont compris que les Chakras sont liés aux états mentaux et émotionnels et que lorsqu'ils ne fonctionnent pas correctement, l'esprit est déséquilibré.

Il semble important ici de revenir sur ce que Sir Jon Woodroffe a écrit : les Chakras seraient la manière dont les cinq éléments s'organisent en êtres vivants afin de créer la vie (grâce au prana).

Pour rappel, les cinq grands éléments sont :
- L'espace ou l'éther (*akasha*)
- L'air (*vayu*)
- Le feu (*tejas*)
- L'eau (*api*)
- La terre (*ksiti*)

3 LES CHAKRAS ET LE TANTRA

Les écrits historiques que nous avons sur les Chakras proviennent essentiellement du Tantra.
Selon le Tantra, les éléments cosmiques vibrent de manière universelle et leurs vibrations créent des formes, des couleurs et des sons spécifiques. Par conséquent, nous pouvons équilibrer les Chakras en les harmonisant avec les vibrations cosmiques des éléments universels.
Les textes tantriques décrivent plusieurs couleurs pour chaque Chakra. Cependant, ils considèrent que la couleur de l'élément (*tattva*) qui correspond au Chakra concerné est celle qui l'équilibre le plus.

En gros, lorsque vos éléments vibrent en harmonie avec l'univers, vos Chakras sont équilibrés. C'est la base de la pratique du Tantra. Pour les yogis qui suivent cette tradition, la chose la plus importante est de prendre soin du bon équilibre des Chakras.

Le nom de chaque Chakra est un mot sanskrit. Vous trouverez ci-dessous leurs noms, énoncés de bas en haut, ainsi qu'une traduction en français :

LES CHAKRAS : CE QU'ILS SONT VRAIMENT

1er Chakra	Muladhara	Le Support de la Racine
2ème Chakra	Svadhisthana	Notre Propre Demeure
3ème Chakra	Manipura	La Cité de Diamant
4ème Chakra	Anahata	Celui que l'On ne Peut Stopper
5ème Chakra	Vishuddha	Le Purificateur
6th Chakra	Ajna	Le Centre de Commande
7th Chakra	Sahasrara	Le Lotus aux Mille Pétales

Toujours selon le Tantra, chaque Chakra possède des archétypes composés de divinités et d'animaux qui sont des représentations des énergies associées aux Chakras.

Ces archétypes sont des moyens de comprendre la véritable essence des Chakras.

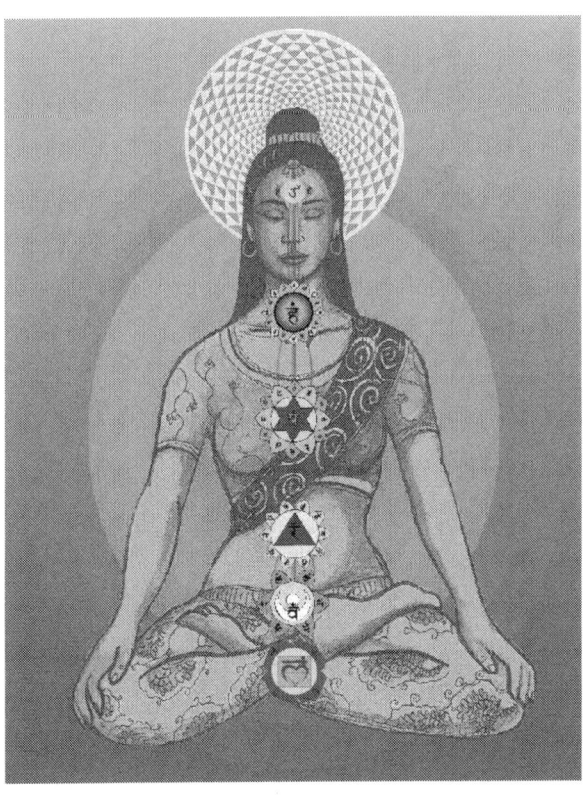

4 HISTOIRE DES CHAKRAS

Au début du bouddhisme et du Tantra shivaïte (environ 200 ans après J.-C.), on trouve un concept de quatre Chakras situés dans le bas de l'abdomen, au niveau du nombril, au niveau du cœur et au niveau de la tête.

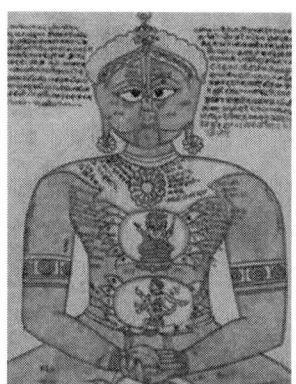

Nous trouvons également une notion de Chakras en Egypte. Joseph Campbell, qui était un auteur américain et professeur de mythologie, explique la vision de l'Egypte ancienne sur les Chakras : chez les Egyptiens, les animaux régissent les trois Chakras inférieurs (Mythos II).

La culture antique maya avait aussi une certaine compréhension du système des Chakras. Yok'hah, en langue Maya Yucatèque, signifie yok'(au-dessus de) et hah (vérité), très similaire au mot sanskrit yoga ("lié" à l'Absolu)...

Cependant, le système de 7 Chakras que nous connaissons aujourd'hui semble avoir été développé au début du culte Natha (XIIIème siècle). Les Nathas ont été les premiers à développer des pratiques de yoga spécifiques afin de purifier les Chakras.

> « Quand tous les nadis et les Chakras
> obstrués par des impuretés sont purifiés,
> le yogi devient capable de retenir le prana. »
> (*Hatha Yoga Pradipika* 2.5)

Les deux premiers vrais ouvrages sur les Chakras ont été rédigés au XVIème siècle. Ils compilent des informations du VIème au XVème siècle. Ce sont le *Sat Cakra Nirupama* (que l'on peut traduire par « *La Description des Six Centres* ») et le *Padaka Pancaka* (« *Le Marchepied à Cinq Plis* »).

C'est ensuite *Le Pouvoir du Serpent* de Sir John Woodroffe, publié en 1919, qui présente les Chakras au monde occidental.

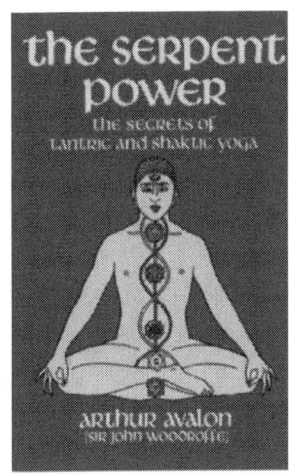

En 1927, Charles Leadbeater, un des premiers théosophes, a écrit le livre *Les Chakras*. Leadbeater a été le premier à suggérer que les Chakras puissent être «vus» par les autres, grâce à la clairvoyance. Il a également déplacé la position des 3ème et 4ème Chakras.

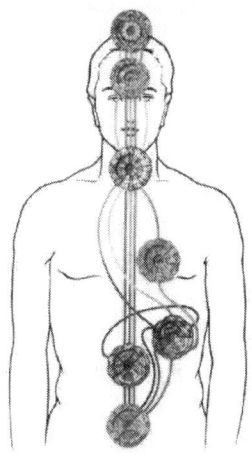

Le travail de Leadbeater ouvre la voie à une perspective plus New Age des Chakras : nous pourrions guérir les Chakras des autres grâce à l'énergie et au travail intuitif.
Avant cela, le travail sur les Chakras n'est envisageable que sur soi-même, à travers un travail yogique et intuitif (ou à travers le travail d'un être réalisé, éveillé).

Ensuite, c'est le célèbre psychologue Carl Gustav Jung qui a parlé des Chakras lors de quatre conférences qu'il a données à Zurich en 1932. Le travail de Jung a consisté à interpréter les métaphores indiennes pour un public occidental. Il a défini son travail comme l'intégration de la pensée orientale aux principes psycho-analytiques occidentaux.
Cependant, le travail de Jung sur les Chakras est resté obscur et peu médiatisé pendant des décennies.

Travaillant en quelque sorte sur la voie qu'avait ouverte Jung, Joseph Campbell a interprété de façon fascinante les images du système des Chakras.

En effet, pour rappel, les archétypes des Chakras sont composés de divinités masculines et féminines, de formes, d'objets sonores et d'animaux qui représentent des énergies associées à chacun des Chakras.

Ces symboles sont des véhicules qui conduisent le yogi à l'essence même du Chakra.

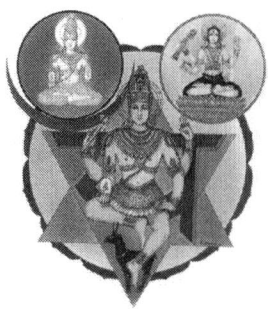

Dans les années 1970, Rajneesh (plus tard connu sous le nom d'Osho), un éminent psychologue, a émis l'idée que chaque Chakra était lié à certains aspects du soi. Par exemple, le 1er Chakra serait lié au corps physique, le 2ème au moi émotionnel, le 3ème à l'intellect, etc.

Harish Johari, dans son livre *Les Chakras, Centres d'Energie de Transformation* (1976), détaille non seulement les informations tantriques classiques du *Sat Cakra Nirupama* (1544), mais ajoute aussi sa propre interprétation des «stades» psychologiques des Chakras. Par exemple : le 1ère Chakra est lié à l'instinct de survie, le 2ème au sexe, la 3ème au pouvoir, etc...

La vision moderne que nous avons souvent des Chakras vient de *Nuclear Evolution*. Il s'agit d'un livre écrit en 1977 par le Dr Christopher Hills, un scientifique et philosophe qui deviendra célèbre plus tard de par son idée de sauver l'humanité affamée grâce à la spiruline.

Il y est suggéré qu'à chaque Chakra correspond l'une des sept couleurs de l'arc-en-ciel. Il associe également Chakra et couleur à un type de personnalité particulier.

Bien que les aspects psychologiques de sa théorie n'aient pas vraiment été retenus, l'idée de faire correspondre les sept Chakras aux sept couleurs du spectre était si convaincante que presque toutes les représentations des Chakras que nous pouvons trouver de nos jours montrent des Chakras aux couleurs de l'arc-en-ciel. Mais non, le 1er Chakra n'est pas rouge...

Les interprétations les plus récentes sur les Chakras combinent ainsi des informations provenant :
- Du livre *Le Pouvoir du Serpent*
- Des enseignements d'Osho, de Johari, de Leadbeater, de Brennan, de Judith, de Myss, etc.
- Du système de couleurs du Dr Hills
- De divers thèmes New Age impliquant la guérison, les correspondances avec les cristaux, les pierres précieuses et l'échelle musicale, etc.

Cette combinaison constitue ce qui pourrait être considéré comme le « Chakra Dogma ». De nombreux livres, graphiques, illustrations, t-shirts, kits de massage, thérapies de guérison, mélanges d'huiles essentielles et plus encore ont été développés sur la base de cette fusion d'idées et de concepts. Cependant, nous verrons bientôt dans ce livre pourquoi ce n'est pas le plus adéquat que de faire correspondre les sept Chakras aux couleurs de l'arc-en-ciel.

Plus récemment, le Dr David Frawley a décrit dans son livre *Yoga et Ayurvéda* (1999) des aspects intérieurs et extérieurs des Chakras :

« *Les Chakras peuvent être fermés sur le plan spirituel et pourtant, on peut être en bonne santé, émotionnellement équilibré, mentalement créatif et réussir dans la vie. Cela dépend du fonctionnement extérieur et non intérieur du Chakra.* »

En fait, les soi-disant guérisseurs des Chakras travaillent sur l'aspect extérieur des Chakras alors que ceux qui suivent le Tantra travaillent sur leurs aspects intérieurs. Nous pouvons accéder aux deux aspects de par le yoga, mais l'aspect intérieur n'est accessible que par le yogi lui-même.

L'interprétation moderne qui est faite des Chakras semble les lier principalement à la personnalité et au corps physique, à l'aspect extérieur donc.

Par ailleurs, les Chakras décrits dans le Tantra correspondent à des facultés subtiles liées à l'être intérieur subtil, donc à l'aspect intérieur des Chakras. Selon le Tantra toujours, le soi subtil contrôle les couches plus grossières de l'être. En d'autres termes, nos esprits subtils peuvent contrôler nos émotions et notre corps physique, il est donc logique de travailler en priorité sur l'aspect intérieur des Chakras.

5 LES LIENS ENTRE LE CORPS PHYSIQUE, LE CORPS EMOTIONNEL ET LES CHAKRAS

Dans le corps physique, il est facile d'associer chaque Chakra avec un plexus nerveux et/ou des glandes endocrines. Ces derniers sont les structures biologiques qui s'interfacent avec nos états psychologiques.
De la même manière, nos états psychologiques jouent sur le fonctionnement de ces structures.

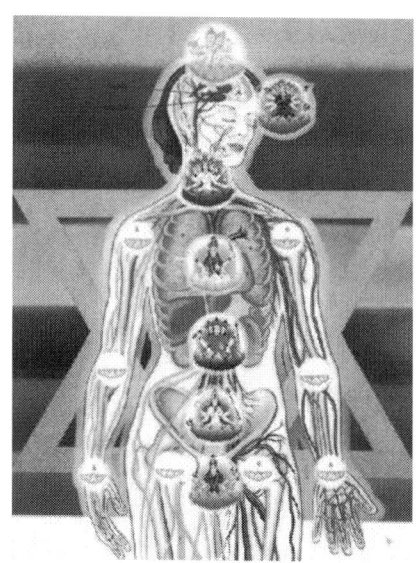

Il est important ici de souligner le rôle des jonctions communicantes (ou lacunaires). Les jonctions communicantes sont des jonctions intercellulaires qui mettent en relation le cytoplasme de deux cellules voisines, permettant le passage d'ions et de petites molécules. Elles coordonnent l'activité de nombreux processus embryologiques et sont neurologiquement plus importantes aux stades embryologiques. Plus tard l'activité chimique devient plus importante que l'activité électrique. Ce sont les jonctions communicantes qui synchronisent les sécrétions endocrines.

Lors du développement de la colonne vertébrale, les cellules des plis neuraux utilisaient des jonctions communicantes. Par conséquent, la colonne vertébrale a beaucoup de conductivité. Les Chakras peuvent ainsi être considérés comme des restes de centres organisationnels embryonnaires à l'intérieur du système nerveux central (SNC).

Lorsque l'embryon arrive à maturité, certaines de ces cellules migrent et deviennent des cellules du système nerveux autonome (SNA). Les connexions électriques, elles, continuent d'exister.

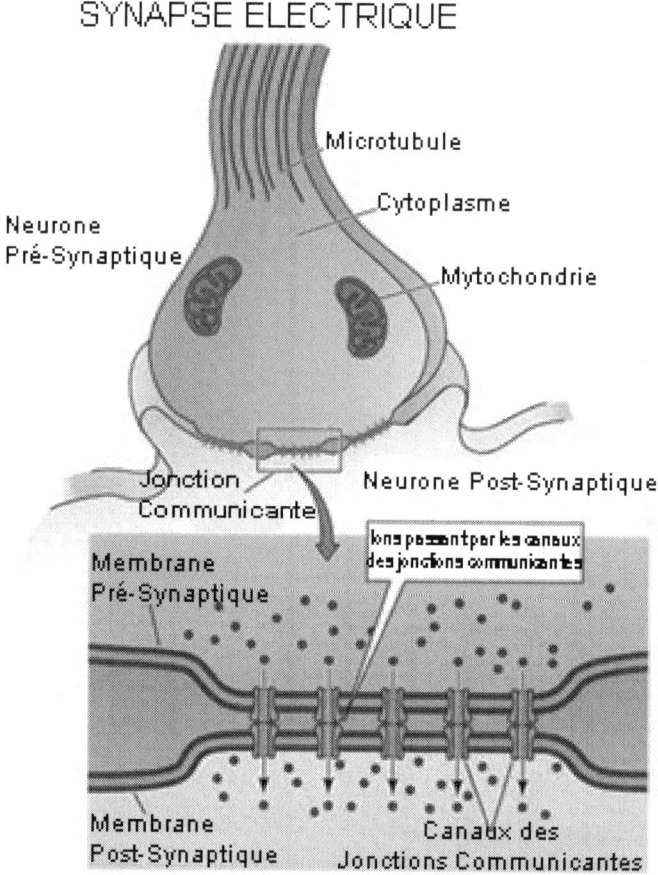

Il existe donc des liens entre les cellules du système nerveux autonome (SNA) et les cellules du système nerveux central (SNC) grâce aux jonctions communicantes. Il est donc possible d'affecter le SNC par l'intermédiaire du SNA grâce à ces connexions qui ont été établies au stade embryonnaire.

C'est d'ailleurs l'effet que produisent les asanas (postures de yoga) : ils utilisent le SNA pour affecter le SNC.

De plus en plus de recherches sont réalisées autour des jonctions communicantes. Certaines d'entre elles suggèrent l'existence et le rôle des Chakras. Les jonctions communicantes créeraient un canal tout le long de la colonne vertébrale et fourniraient une structure pour le mouvement de la *Kundalini* (énergie puissante

lovée à la base de la colonne vertébrale). La Kundalini serait donc un processus électrique plutôt que chimique.
Source : Richard W. Maxwell dans *The Physiological Foundation of Yoga Chakra Expression*

Il n'y a pas de plexus nerveux majeurs associés au 7ème Chakra (Sahasrara). Cependant, les os du crâne et le cartilage sont formés à partir de cellules de la crête neurale (la même substance qui forme la colonne vertébrale au stade embryonnaire) et ces os conservent des liens énergétiques subtils avec le SNC.

Connexions Chakra – Plexus Nerveux :
7ème   - aucun (cortex cérébral)
6ème   - plexus carotidien
5ème   - plexus pharyngien
4ème   - plexus cardiaque et plexus pulmonaire
3ème   - plexus solaire
2ème   - plexus sacro-lombaire
1er   - plexus coccygien

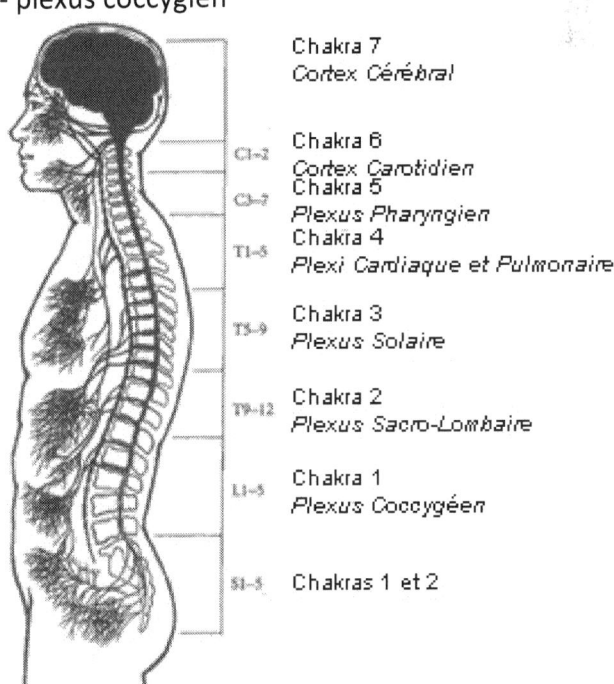

Connexions Chakras – Glandes Endocrines/Hormonales :
7ème   - glande pinéale (épiphyse)
6ème   - glande pituitaire (hypophyse)
5ème   - glandes thyroïde et parathyroïdes
4ème   - thymus
3ème   - glandes surrénales et pancréas
2ème   - testicules et ovaires
1er   - corps coccygiens

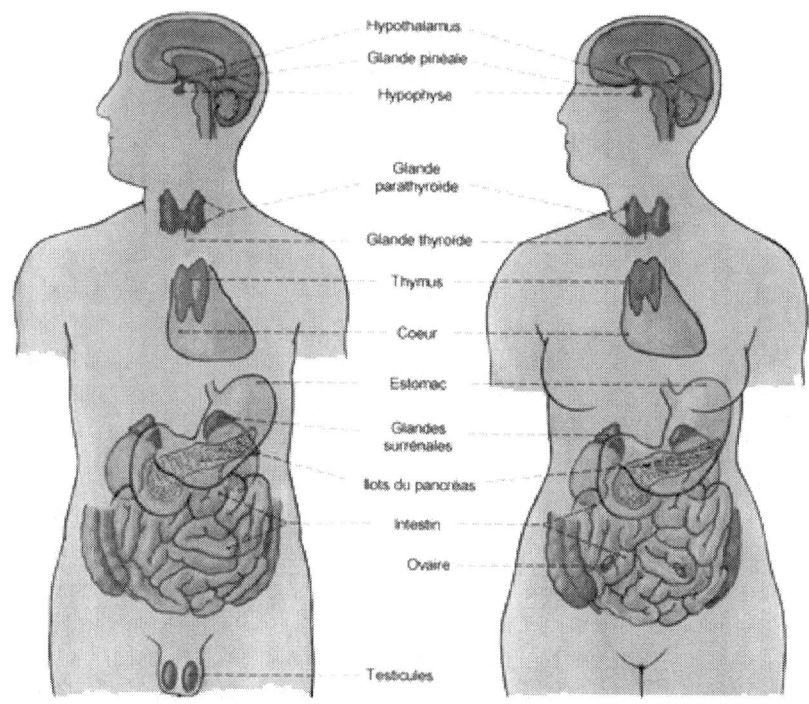

Toujours scientifiquement parlant, le Dr Valerie Hunt, chercheuse à UCLA, a trouvé que des vibrations de haute fréquence émanent des sept Chakras.

Candace Pert, pharmacologue américaine célèbre ayant travaillé sur les neuropeptides, a déclaré qu'« ...*il y a une correspondance très étroite entre les zones les plus élevées et les plus concentrées en un certain neuropeptide et celles où les Chakras sont censés être, il y a une concordance frappante. Les sept centres correspondent en fait à des endroits à forte concentration de peptide intestinal vasoactif, un neuropeptide incroyablement important, critique dans la régulation des échanges immunitaires neuronaux entre le cerveau et le système immunitaire... »*

Les recherches d'Hiroshi Motoyama, parapsychologue qui a étudié les liens entre le corps et l'esprit, ont montré que les systèmes énergétiques du corps communiquent via les fascias (la substance gélatineuse qui englobe chaque structure du corps humain).

Les Chakras communiquent énergiquement entre eux à travers les fascias via le système subtil des nadis (canaux d'énergie dans lesquels circule le prana, l'énergie vitale), principalement Ida, Pingala et Sushumna.

Pour résumer, on peut dire que les Chakras sont des éléments psycho-énergétiques. Grâce à la compréhension de la communication intercellulaire par les jonctions communicantes, nous voyons que les Chakras sont un moyen de communication électrique dans le corps. Les Chakras et les nadis peuvent communiquer grâce aux jonctions lacunaires.

Du point de vue endocrinien, les sécrétions des glandes créent ce que l'on peut appeler des tendances psycho-émotionnelles. En sanskrit, ces tendances sont appelées « Vrttis » de « avit » qui signifie « tourner ».

Les Vrttis affectent l'esprit par l'action des sécrétions hormonales sur les systèmes cérébraux qui produisent les émotions.

En effet, selon la théorie du yoga, ce sont les sécrétions des glandes endocrines qui créent les tendances psycho-émotionnelles.

A travers le système nerveux du système neuroendocrinien, les « états » physiques et mentaux sont créés instantanément.

Les yogis ont identifié cinquante tendances principales (Vrttis) associées aux différentes glandes endocrines.

Chaque symbole représentant les Chakras (archétype) possède un nombre précis de pétales. Chaque Vritti est représenté par un pétale sur le Chakra.
Sur chaque pétale est inscrite l'une des cinquante lettres de l'alphabet sanscrit. Ces lettres sont les « racines acoustiques » (vibrations sonores fondamentales) d'une tendance psycho-émotionnelle.

Le 7ème Chakra, appelé *Sahasrara* (« Le Lotus aux Mille Pétales »), contient toutes les tendances :
50 tendances
x 2 (aspects interne et externe)
x 10 (organes moteurs et sensoriels)
= 1000 tendances

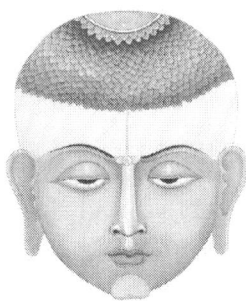

Comme l'a dit P.R. Sarkar, un maître yogi indien et philosophe du XXème siècle : « *Dans l'esprit humain, diverses pensées émergent et se dissolvent constamment. Derrière ces phénomènes psychiques se trouvent les Vrttis sous-jacents qui sont principalement liés aux samskaras* [impressions à la suite d'une action, les tendances résiduelles subconscientes de l'action] *innés des êtres humains. Les propensions sont formées selon les samskaras inhérents, et l'expression et le contrôle de ces tendances dépendent des divers Chakras.*
Les cinquante principales tendances de l'esprit humain sont exprimées intérieurement ou extérieurement par l'expression vibratoire de ces Chakras. Ces vibrations provoquent la sécrétion d'hormones par les glandes, et l'expression naturelle ou non

naturelle des propensions dépend du degré de sécrétion normale ou anormale des hormones.

Quand ces propensions peuvent être exprimées, nous disons que l'esprit humain est vivant parce que l'esprit existe aussi longtemps que les propensions sont là. Lorsque les propensions sont détruites, cependant, l'esprit humain perd son existence. »

6 L'EQUILIBRE DES CHAKRAS

Dans le monde occidental du XXIème siècle, notre pensée est essentiellement matérialiste, et ce même dans les communautés spirituelles du yoga ou du Nouvel Âge (New Age). Nous comprenons l'être et son évolution comme ayant un principe de causalité purement physique.
Cependant, les structures de pensée orientales définissent la cause de toute chose comme étant spirituelle. Par conséquent, la guérison la plus profonde n'est possible que grâce à des pratiques spirituelles.

Selon le Tantra, nous pouvons équilibrer les Chakras en harmonisant les éléments grossiers de chaque Chakra avec les forces cosmiques de l'univers.
On peut faire cela en méditant sur la couleur, la forme, le son et les énergies des éléments correspondant au Chakra à rééquilibrer. Comme nous l'avons vu précédemment, chaque Chakra est l'expression microcosmique de l'un des cinq éléments cosmiques (voir *Powers of the Tattvas* de Sir Woodroffe).
Ces éléments sont les « choses » qui composent l'univers exprimé. Selon le Tantra, les éléments cosmiques vibrent universellement. Leurs vibrations créent des formes, des couleurs et des sons spécifiques.

Pour équilibrer vos Chakras, vous devez donc les harmoniser avec les vibrations cosmiques des éléments universels.

Les Chakras sont en quelque sorte la façon dont l'univers s'organise en vous.
En tant que tels, si vous voulez évoluer, vous devez faire un travail intuitif sur les Chakras et les éléments.

Même s'il existe des différences selon les textes tantriques, on peut résumer dans le tableau ci-dessous les couleurs, formes et sons associés à chaque Chakra :

Chakra	Couleur	Forme	Son
7ème	Pas de couleur	Pas de forme	Pas de son
6ème	Pas de couleur	Pas de forme	Tham ou Om
5ème	Iridescent	Multitude de formes	Ham
4ème	Vert grisâtre	Hexagone	Yam
3ème	Rouge	Triangle	Ram
2ème	Blanc	Croissant de lune	Vam
1er	Doré ou ocre	Carré	Lam

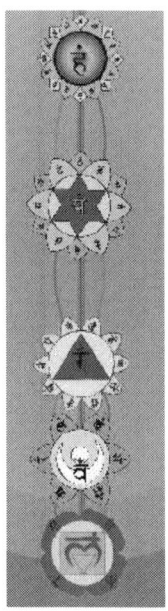

Lorsque vos éléments vibrent en harmonie avec l'univers, vos Chakras sont équilibrés.
C'est là le but de la pratique du yoga tantrique. Pour le yogi, s'occuper du déséquilibre de ses Chakras est le travail d'une vie.

En fait, les « déséquilibres » des Chakras sont la preuve même que vous existez. Selon le Tantra, le principal travail de la vie consiste à faire face à ces déséquilibres au fur et à mesure qu'ils se présentent.

Le yoga est la façon tantrique d'équilibrer les Chakras, grâce :
- A la méditation sur les Chakras
- Aux gestes symboliques des doigts et des mains (*mudras*)
- Au chant (principalement de dévotion)
- Au régime alimentaire et à l'hygiène de vie
- Aux postures de yoga (*asanas*)
- A une éthique spécifique envers soi-même et envers les autres (*yamas* et *niyamas*)
- Aux services rendus (*karma yoga* et *seva*)

Pour amener de réels changements psycho-émotionnels, vous devez influencer le système neuroendocrinien. Cela peut se faire grâce à la méditation, à l'idéation, à l'intention, à des thérapies, à des médicaments, etc...

Le système neuroendocrinien peut également être influencé par les asanas.

La répétition d'un asana exerce une pression soutenue et spécifique sur une glande endocrine en pompant le sang et le liquide lymphatique à travers la glande et le tissu qui l'entoure. C'est un réel entraînement, un exercice, pour vos glandes endocrines. Cela produit un effet tonifiant/équilibrant sur le corps et sur l'esprit.

La répétition d'asanas envoie également des pulsations subtiles au système nerveux central. Cela crée également des voies neuromusculaires plus fonctionnelles. Ces voies créant à leur tour de l'espace afin de permettre au prana de circuler plus librement dans les nadis. Le mental est alors comme libéré, allégé.

De plus, la répétition des postures de yoga renforce les muscles et permet de diminuer l'inconfort qui peut exister dans le corps.

Pour obtenir des résultats optimaux par la pratique des asanas, vous devriez :

- Porter toute votre attention sur le Chakra sur lequel vous travaillez.
- Répéter plusieurs fois d'affilée les postures.
- Pratiquer toutes les douze heures pour des effets maximum.
- Surveiller votre alimentation.

Comme nous savons globalement maintenant ce que sont les Chakras, comment ils fonctionnent et comment les équilibrer, nous pouvons maintenant étudier chacun d'eux dans le détail.

7 LE 1ᴱᴿ CHAKRA ET LE POTENTIEL INDIVIDUEL

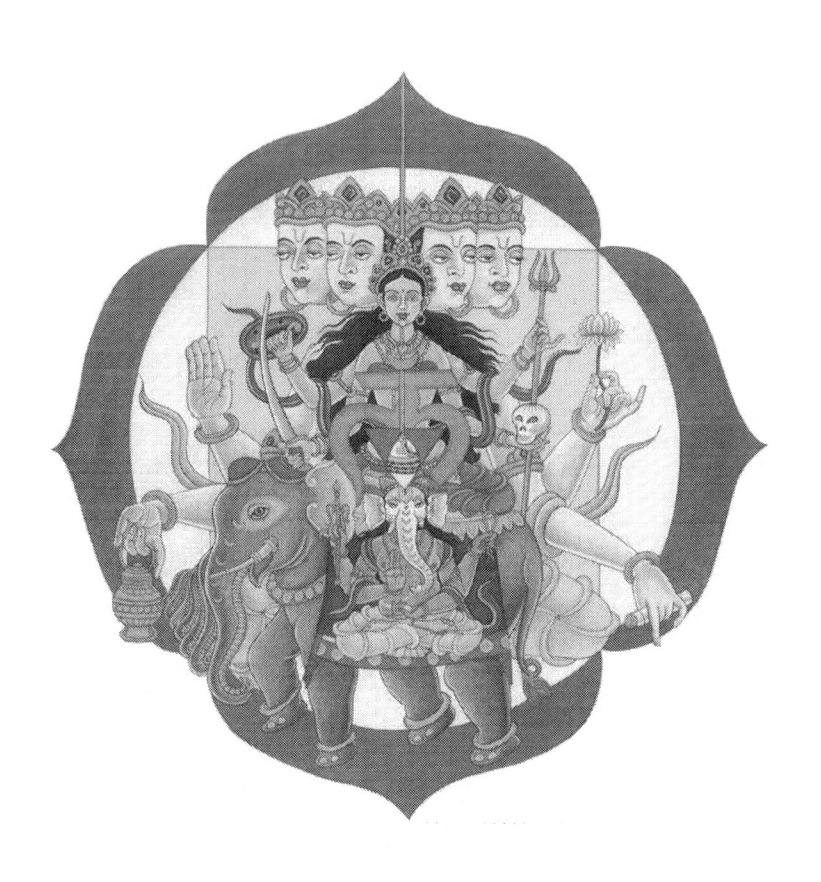

Le 1ᵉʳ Chakra s'appelle **Muladhara** ce qui signifie « Le Support de la Racine ». Il est situé au niveau de la base de la colonne vertébrale.

Comme l'écrit C.G. Jung : « *Réveiller la Kundalini signifie séparer les dieux du monde pour qu'ils deviennent actifs. Du point de vue des dieux, le monde est moins qu'un jeu d'enfant, c'est simplement une graine.* »

Voici les archétypes de Muladhara :
- Élément : terre (*kshiti tattva*), le facteur solide.
- Couleur : doré ou ocre.
- Symbole : carré.

Comme la vie qui est solide, ferme et claire.

Nous trouvons également :
- Un triangle rouge inversé qui représente le yoni, le terrain fertile pour que la conscience s'éveille et grandisse.
- Un lingam de Shiva qui représente la conscience.
- Airavata, un éléphant mystique, qui représente la vie quotidienne mondaine, car l'éléphant est le « cheval de trait » de l'Inde et aussi le moyen de transport des dieux.
- Dakini, une divinité féminine, qui montre les dents, qui est brutale et effrayante. Elle représente la partie méchante de nous-mêmes, celle qui résiste, qui ne veut pas changer.
- La jeune Balbrahma. Elle représente le potentiel, la possibilité, la vision et l'idéalisme.

Muladhara possède quatre pétales, quatre Vrttis :
- Le bonheur ultime (*paramananda*)
- Le bonheur inné (*sahajananda*)
- Le bonheur héroïque (*virananda*)
- Le bonheur de l'union (*yogananda*)

Les pétales représentent les quatre buts humains de l'existence (*purusarthas*) :
- Le désir physique (*kama*)

- Le désir de prospérité matérielle (*artha*)
- Le désir de justice sociale (*dharma*)
- Le désir de la libération spirituelle (*moksha*)

Si Muladhara est déséquilibré, il causerait des problèmes psycho-émotionnels liés à ces Vrttis. Mulhadara est responsable des principaux besoins de survie : la sécurité physique, mentale et spirituelle, et du désir.

Si Mulhadara est bien équilibré, nous sommes excités, nous nous sentons centrés et ancrés. Déséquilibré, ce Chakra peut conduire à une crise d'identité et/ou à avoir l'impression de survivre plutôt que de vivre.

On ne connaît aucun problème physique dû à Muladhara déséquilibré. Cependant, ce Chakra pourrait être lié à l'équilibre de la proportion d'eau dans le corps.

Le mantra de Muladhara est Lam (ou Lung). Son yantra est un carré jaune. *Prithvi mudra* est son geste symbolique :

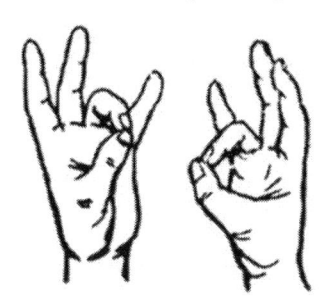

On peut équilibrer Muladhara en pratiquant des inversions (postures de yoga dans lesquelles le cœur se retrouve au-dessus du niveau de la tête), en réalisant un travail musculaire sur le plancher pelvien (ex : *Mulabandha*/la ligature de la base), en pratiquant des asanas tels que *Bhavasana*/la posture des idées, *Savasana*/la posture du cadavre, en pratiquant le yoga nidra, en méditant sur le son Lam ou méditant sur les questions suivantes : « Que suis-je en dehors de ce corps physique ? Que suis-je en dehors de toutes les étiquettes avec lesquelles je m'identifie ? »

8 LE 2ᵉᵐᴱ CHAKRA ET LES TRAUMAS

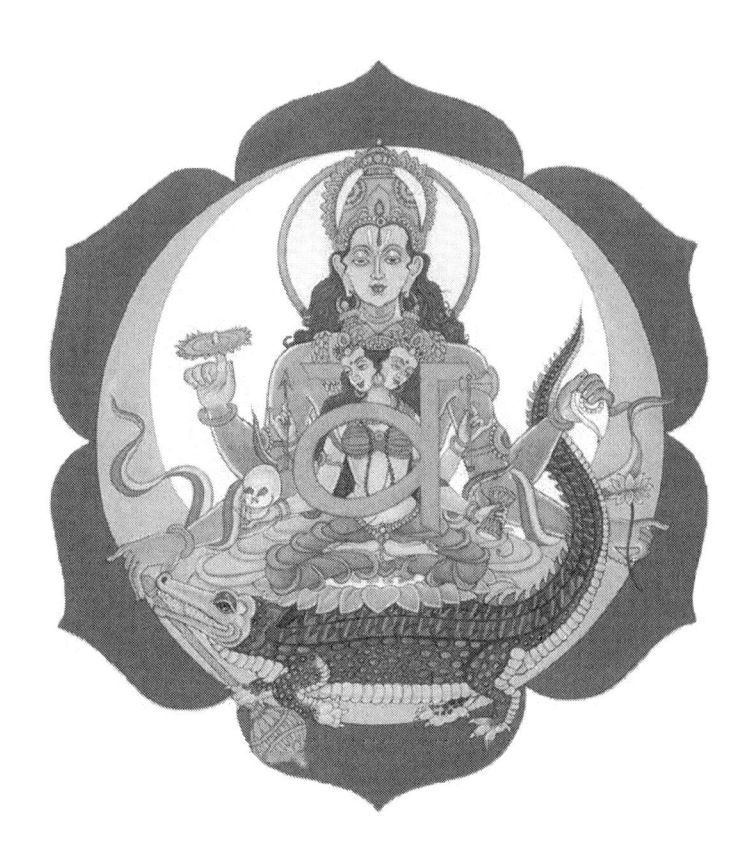

« Chaque Chakra est un monde en soi. » - C.G. Jung

Le 2ème Chakra s'appelle **Svadhisthana**, « Notre Propre Demeure ». Il est situé au niveau des ovaires chez la femme, dans le bas-ventre.
Svadhisthana est le Chakra qui « stocke » les traumatismes.

Voici les archétypes de Svadhisthana :
- Élément : eau (*api tattva*), le facteur liquide.
  Judith Lewis Herman, psychiatre américaine, chercheuse, enseignante et auteure qui s'est concentrée sur la compréhension et le traitement de l'inceste et du stress traumatique, dit d'une personne traumatisée qu'elle est :
  « *glacée à l'intérieur et [sa] surface est sans tégument, comme si [elle] coulait et débordait et ne restait plus unifiée. La peur [la] saisit et [elle] perd la sensation d'être présente. [Elle est] partie.* »
- Couleur : celle d'un clair de lune qui se reflète dans l'eau (blanc).
- Symbole : un croissant de lune, qui est le symbole de l'élément eau. Il représente un nouveau départ, une renaissance, un éveil et une victoire sur la mort.

Nous trouvons également :
- Makara, le monstre marin. Makara peut représenter le traumatisme.
  Comme l'a dit J.L. Herman, « *la réponse ordinaire aux atrocités est de les bannir de la conscience.*
  Certaines violations du pacte social sont trop terribles pour s'exprimer à haute voix : c'est le sens même du mot innommable. »
  Dans Leur Propre Demeure, « *Les personnes traumatisées se sentent totalement abandonnées, complètement seules, chassées des systèmes humains et divins de soins et de protection qui soutiennent la vie.* » - J.L. Herman
- Varuna, le dieu de l'eau.
- Rakini, une divinité féminine, féroce et saoule.

- Vishnu, divinité masculine, qui est le Conservateur, le Sauveteur.

Svadhisthana a six pétales, six Vrttis:
- L'indifférence, le dédain (a*vajna*)
- La stupeur (*murcha*)
- L'indulgence, l'abus de substances (*prashraya*)
- Le manque de confiance, la méfiance (*avishvasa*)
- La peur, l'impuissance (*sarvanasha*)
- La cruauté (*krurata*)

Svadhistana est donc le Chakra qui retient tous les traumatismes. Nous allons maintenant brièvement étudier comment ces Vrttis sont liés aux traumatismes :

- Sarvanasha est la peur du néant total, de l'impuissance. « *Un large éventail d'expériences sur les animaux ont montré que lorsque des niveaux élevés d'adrénaline et d'autres hormones de stress circulent* [dans le corps]*, des traces de ces niveaux sont profondément imprimées dans la mémoire.* » - Herman
Herman expose aussi le fait que les enfants fréquemment maltraités se dissocient pour pouvoir faire face à l'horreur et que lorsque la dissociation est trop intense, il y a totale déconnexion aux autres et désintégration du soi.
- Les yogis appellent la dissociation Murcha.
- Les yogis appellent la déconnexion complète Sarvanasha, un sentiment d'auto-annihilation totale.

« *Alors que, généralement, l'esprit s'arrête pendant une expérience traumatisante, les sensations corporelles associées à l'immobilisation et à l'impuissance retiennent le souvenir d'une incapacité absolue à agir sur la suite de votre vie : le sort des survivants du traumatisme est vécu dans des sensations déchirantes.* » - E. Hooper et D. Emerson
Herman déclare aussi que des états dissociatifs profonds associés à une agitation insupportable précèdent un besoin de se mutiler et que cette mutilation fournit un réel soulagement aux

sensations insupportables ressenties dans le corps. L'automutilation étant fondamentalement un comportement auto-apaisant. Ce genre d'automutilation est une expression de Sarvanasha.

- Murcha peut être traduit par « stupeur », « *Comme dans le mythe grec de la Méduse, la confusion humaine qui peut s'ensuivre lorsque nous regardons la mort en face peut nous transformer en pierre. Nous pouvons littéralement nous figer dans la peur, ce qui entraînera la création de symptômes traumatiques.* » - Peter A. Levine, spécialiste américain des traumatismes et thérapeute.

- Prashraya est l'indulgence ou l'abus de substances (principalement psychoactives). « *Le risque de consommation excessive d'alcool, d'alcoolisme auto déclaré et de mariage avec une personne alcoolique a été multiplié par deux par la présence de plusieurs EDE* [Expérience Défavorable de l'Enfance ndlr.]*, indépendamment de l'alcoolisme parental.* » (voir Http://www.ncbi.nlm.nih.gov/pubmed / 12201379? Dopt = Résumé)
« *L'alcool donne au corps un sentiment de sécurité. Jusqu'à ce que vous trouviez une alternative, vous ne pouvez pas arrêter de boire... Mais nous pouvons faire quelque chose pour changer l'expérience interne sans l'alcool.* » - Bessel van der Kolk, clinicien danois, chercheur et enseignant dans le domaine du stress post-traumatique.

- Avishvasa peut se traduire par « défiance » ou «méfiance». Nous pouvons lier ce terme à l'hypervigilence. « *Peu de symptômes fournissent plus de compréhension de l'expérience traumatique que l'hypervigilence. L'hypervigilence est une manifestation directe et immédiate de l'hyperactivité, qui est la réponse initiale à la menace. Son effet sur la réponse à avoir face à la menace est particulièrement débilitant et fait expérimenter à l'individu traumatisé une peur permanente, une situation de paralysie et de victimisation.* » - P.A. Levine

- Avajna est l'indifférence, le dédain. « *J'ai simplement toujours été engourdi. De cette façon, je ne sens rien à l'intérieur. Je ne me sens pas moi-même, et je ne ressens aucun lien avec les autres... Si les sentiments sont trop forts pour les endormir, je vais prendre de la drogue ou me saouler pour être certain de m'en débarrasser.* », témoignage recueilli par David Berceli, expert international dans les domaines de l'intervention traumatologique et de la résolution des conflits.

- Krurata est la cruauté. Il y a quelques années par exemple, un caporal des Marines du Texas est rentré de trois missions consécutives en Irak. Il souffrait de stress post-traumatique. Il est entré par effraction dans la maison de son ancienne petite amie, il la poignardé à mort et a simplement attendu, dans le parking, « *couvert de sang et le regard vide* », que la police vienne l'arrêter.

Outre ses liens avec les traumatismes, Svadhisthana gère le « bon sens » et la confiance en soi. Si Svadhistana est déséquilibré, il peut conduire à négliger les autres, à agir avec cruauté (envers soi-même, les animaux ou d'autres êtres humains), à abuser des drogues dures, ou à se sentir déprimé, sans possibilité de refaire surface.
Un déséquilibre de Svadhisthana conduit également à des troubles physiques tels que : problèmes de fertilité/stérilité, troubles menstruels, syndrome des ovaires polykystiques, certains cancers dans la région pelvienne et ostéoporose.

Deux chapitres en fin de livre reviennent sur le yoga et les traumatismes (ch.14) et sur le yoga et les addictions (ch.15).

Le mantra de Svadhisthana est Vam (ou Wung). Son yantra est un croissant de lune blanc. *Varuna mudra* est son geste symbolique :

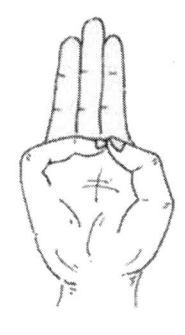

On peut équilibrer Svadhisthana et traiter les traumatismes en même temps et ce grâce au yoga : en pratiquant des asanas qui produisent des tremblements dans les muscles (comme tenir *Utkatasana*/la posture de la chaise ou *Setu Bandhasana*/la posture du demi-pont pendant une longue période de temps par exemple), en pratiquant des pranayamas (techniques de respiration) simples comme expirer par la bouche, en vocalisant des Oms ou en chantant pendant les asanas, en pratiquant toutes les postures qui ouvrent les hanches, et en pratiquant des postures qui nécessitent d'avoir les mains posées à terre. Le yoga nidra et la relaxation profonde aideront aussi, ainsi que la méditation de la compassion (*metta bhavana*) et la méditation Tonglen. Les yeux peuvent restés ouverts pendant les méditations.

A PROPOS DES TRAUMAS

Je pense qu'il est important de faire un aparté sur les traumatismes comme conclusion de ce chapitre. Nous avons vu comment Svadhisthana est lié aux traumatismes et comment les aborder. Mais qu'est-ce qu'un traumatisme en soi ?

Un traumatisme peut être défini comme :
- Une blessure grave ou un choc sur le corps, résultant de violence ou d'un accident.

- Une blessure ou un choc émotionnel qui crée des dommages substantiels et durables au développement psychologique d'une personne, conduisant souvent à une névrose.
- Un événement ou une situation qui cause beaucoup de détresse.

Le mot trauma vient du grec « tere » qui signifie « frotter, tourner ».

Le syndrome de stress post-traumatique (SSPT) est un trouble anxieux qui peut survenir après un événement traumatisant qui a impliqué une menace réelle de mort ou une blessure grave ou une atteinte à l'intégrité physique de soi-même ou d'autrui.

Ces quatre symptômes sont présents dans un SSPT :

1. L'événement traumatisant était très menaçant et a été suivi d'une peur intense et/ou d'une incapacité à réagir.
2. L'événement est ré-expérimenter, revécu, régulièrement de plusieurs façons : flash-backs, cauchemars, …
3. Il y a évitement persistant et permanent des stimuli associés au traumatisme.
4. Il existe des symptômes persistants d'excitation et d'agitation comme l'insomnie, l'irritabilité, des difficultés de concentration, etc...

Les symptômes du SSPT peuvent inclure : des flashbacks, des cauchemars et des problèmes de sommeil, la dépression, un détachement émotionnel, de l'impulsivité, de l'irritabilité, des sentiments agressifs, de l'anxiété et de la toxicomanie.

Statistiquement, nous savons qu'environ 7,7 millions d'adultes américains âgés de 18 ans et plus, soit environ 3,5% des personnes de ce groupe d'âge au cours d'une année donnée, souffrent du SSPT. Le SSPT se traduit par une moyenne de 3,6 jours d'arrêt de travail par moi, soit une perte de productivité annuelle de plus de 3 milliards de dollars.

Les traumatismes peuvent provenir de deux origines différentes :

- Aiguë/Choc : Crime, expérience ou témoin de violence, catastrophe naturelle, accident de voiture, sauvetage, etc...
- Complexe/Liée au Développement de l'Individu : Maltraitance, négligence, abandon, parents alcooliques/toxicomanes, etc...

Nous pouvons prédire la probabilité d'un traumatisme complexe ou lié au développemental de l'individu par les expériences défavorables de l'enfance (EDE) que la personne a connues. Les EDE sont:

- Abus physique récurrent
- Abus émotionnel récurrent
- Abus sexuel
- Personne dépendante de l'alcool ou d'une autre drogue dans l'entourage proche
- Membre de l'entourage proche incarcéré
- Vivre avec une personne souffrant de dépression chronique, de maladie mentale ou à tendance suicidaire
- Mère violemment traitée
- Un seul ou aucun parent présent
- Négligence émotionnelle ou physique

Si une personne vit ou a vécu quatre EDE ou plus, il y a :
- 240% de plus de risque de contracter une hépatite
- 390% de plus de risque d'avoir des Troubles Obsessionnels Compulsifs (TOC)
- 240% de plus de risque de contracter une Maladie Sexuellement Transmissible (MSP)
- Deux fois plus de risque d'être dépendant du tabac
- Douze fois plus de risque d'avoir des tendances suicidaires
- Sept fois plus de risque de devenir alcoolique
- Dix fois plus de risque de consommation de drogues illicites

- Plus de risque d'être violent, d'avoir plusieurs mariages, d'avoir de multiples fractures, de se voir prescrire des médicaments, de subir une dépression, de déclencher des maladies auto-immunes, des cancers, des maladies cardiaques, des maladies du foie, de souffrir d'obésité et de répéter les absences au travail.

Vous avez donc plus de risque de développer un SSPT si vous avez été traumatisé pendant votre enfance. Nous vivons tous un jour des situations dangereuses, mais ceux qui ont vécu le plus d'EDE sont plus susceptibles de développer un SSPT, les personnes ayant moins d'EDE sont plus résilients neurologiquement.

Comme nous l'avons vu plus haut, les traumatismes laissent des traces dans le corps physique. « *...un dénominateur commun à tous les traumatismes est une déconnexion du corps ainsi qu'une capacité réduite à être présent dans l'ici et maintenant.* » - D.Emerson, dans *Overcoming Trauma through Yoga*. « *La douleur émotionnelle que nous portons en nous n'est pas seulement dans nos têtes. Elle est gravée dans nos muscles.* » - D.Berceli, dans *La Méthode T.R.E. pour se Remettre d'un Stress Extrême.*

Avec un traumatisme non résolu, le corps est coincé dans le passé et les sensations corporelles sont souvent douloureuses ou insupportables. C'est pour échapper aux sensations ressenties dans leur corps que les certaines personnes se tournent alors vers la drogue, l'alcool ou adoptent d'autres comportements autodestructeurs.

9 LE 3ᴇᴹᴇ CHAKRA ET L'UTILISATION DE L'ENERGIE

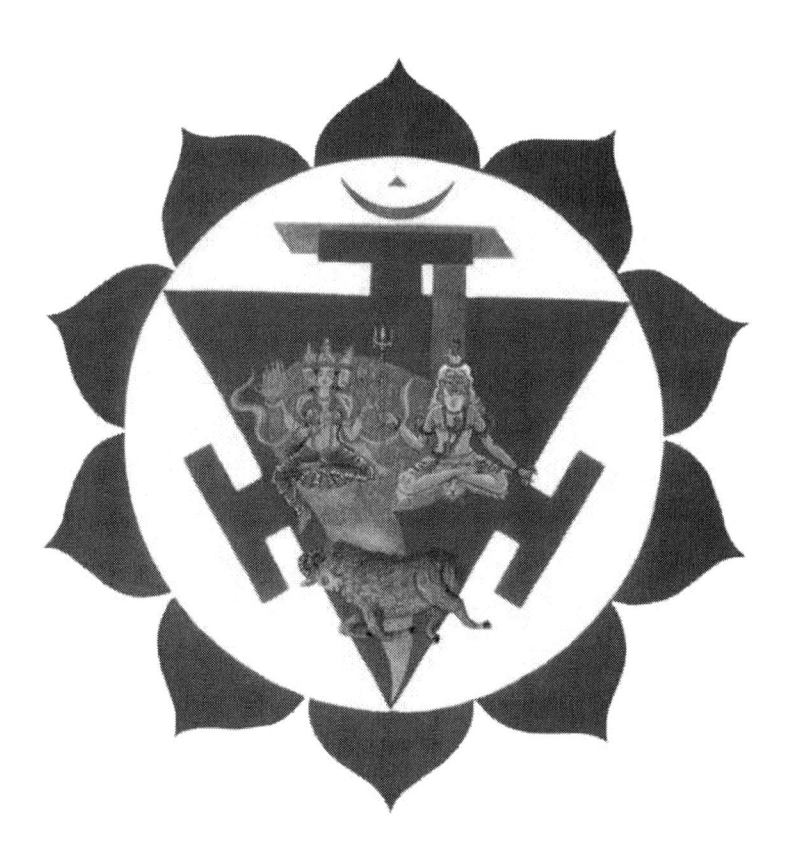

Le troisième Chakra s'appelle **Manipura**, ce qui signifie « La Cité des Joyaux ». Il est situé entre le plexus solaire (qui innerve

l'estomac, le foie, la vésicule biliaire, la rate, les reins, l'intestin grêle et les côlons ascendant et transverse) et le plexus lombaire.
Les glandes endocrines correspondantes sont les glandes surrénales et le pancréas.

C'est un lieu d'une grande richesse énergétique, un endroit d'où l'on peut tirer de l'énergie.

Voici les archétypes de Manipura :
- Elément : feu (*tejas tattva*), le facteur lumineux.
- Couleur : rouge.
- Symbole : triangle (le triangle se retourne lorsque le Chakra est activé).

Il y a également :
- Un bélier. Selon Jung : « *C'est là un animal sacrificiel, et c'est un sacrifice relativement petit... Le plus petit sacrifice des passions.* »
- Lakini, une divinité féminine, qui consomme goulument et sans conscience du riz et de la viande. Du sang coule sur son cou et sur son sari.
- Rudra, une divinité masculine, qui veut votre sacrifice et vous faire pleurer. Il n'est pas dans la conscience de lui-même.

À cause de l'élément feu, le Tantra dit que Manipura est l'endroit où nous transformons les aliments en énergie. C'est le lieu de naissance des émotions intenses et là où se produisent les transformations alchimiques.
L'alchimie est le processus de transformation personnelle. Elle a besoin de deux composantes essentielles : la chaleur et la pression...

Manipura possède dix pétales, dix Vrttis:
- La timidité, la honte (*lajja*)
- Les tendances sadiques (*pishunata*)

- L'envie (*iirsa*)
- L'inertie, la paresse, la somnolence (*susupti*)
- La mélancolie, la dépression (*visada*)
- L'irritabilité, la maussaderie (*kasaya*)
- L'aspiration au pouvoir (*trsna*)
- L'engouement, l'attachement aveugle (*moha*)
- La haine, la répulsion (*ghrna*)
- La peur (*bhaya*)

Manipura est donc responsable de la force qui nous permet d'aller de l'avant, c'est le courage pur. Nous sommes donc plus joueurs, plus motivés, plus combatifs si Manipura est équilibré.
Outre ces dysfonctionnements psycho-émotionnels, un déséquilibre de Manipura peut provoquer des troubles physiques tels que : fatigue surrénale, diabète, obésité, syndrome métabolique et maladies de Cushing et d'Addisons.

Le mantra de Manipura est Ram (ou Rung). Son yantra est un triangle rouge. *Agni mudra* est son geste symbolique :

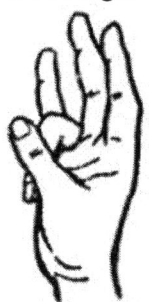

On peut équilibrer Manipura en suivant deux axes de travail :
• La Transformation : par des pratiques de yoga qui renforcent « Agni », le feu digestif, comme *Uddhiyana Bandha*/le verrou abdominal, *Agnisara Kriya*/la purification par le feu, *Nauli*/le brassage abdomnial et *Mayurasana*/la posture du paon (pour détoxifier), par des flexions de la colonne vertébrale (pour calmer un trop fort feu digestif et pour combattre la colère, l'irritabilité et le stress), par des extensions de la colonne vertébrale (afin de

diminuer les sentiments de peur et de dépression, et pour augmenter la force et le courage), et par des torsions de la colonne vertébrale (pour détoxifier).

• La Libération des Habitudes Névrotiques : grâce à des pratiques cognitives comme la méditation sur les opposés ou comme le fait de se concentrer sur la lumière intérieure. On peut aussi utiliser des mantras, des visualisations (*bhavana*), pratiquer le service désintéressé (*seva*, *tapas*) et faisant partie d'une communauté partageant les mêmes valeurs (*satsanga*).

10 LE 4ᵉᵐᵉ CHAKRA ET LA COMPREHENSION DU SOI

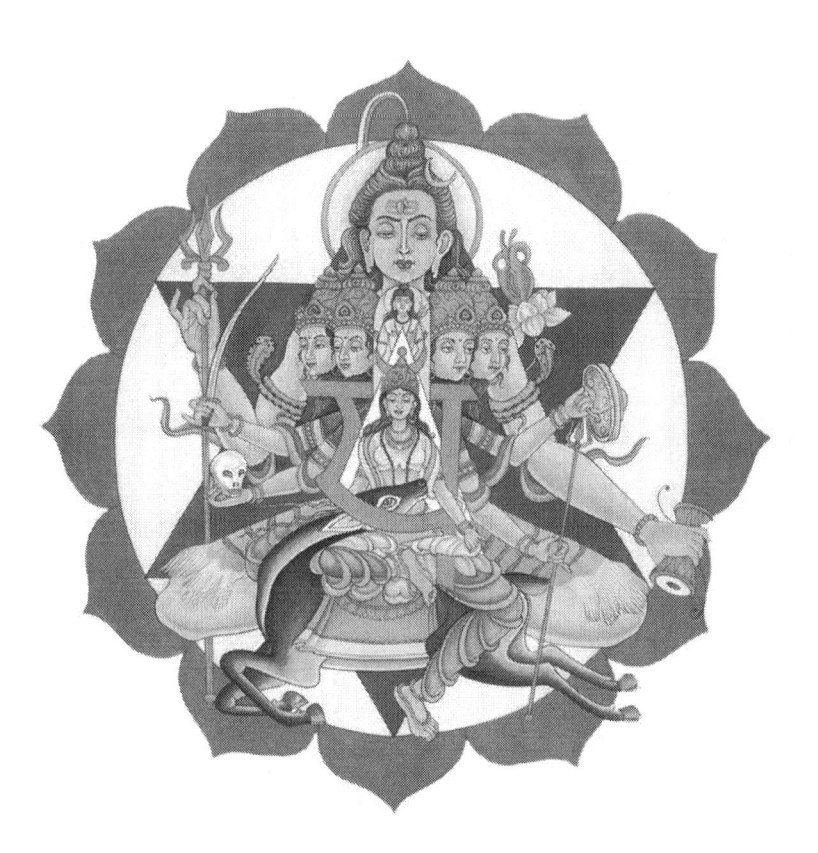

Le 4ème Chakra s'appelle **Anahata**, ce qui signifie « Celui que l'On Ne Peut Stopper ». Il est situé au niveau du plexus cardiaque (le

plexus cardiaque rassemble les nerfs situés à la base du cœur et qui innervent le cœur. Il est divisé en une partie superficielle, qui se trouve dans la concavité de l'arc aortique et une partie profonde, entre l'arc aortique et la trachée).
La glande endocrine correspondante à Anahata est le thymus.

Pour Jung, Anahata est l'inattaquable. C'est là que nous posons les limites.

Voici les archétypes d'Anahata :
- Élément : air (*bhutta tattva*), le facteur aérien
- Couleur : vert grisâtre
- Symbole : étoile à 6 branches

On trouve également :
- Un cerf : un animal libre qui représente le fait que les passions, ayant été précédemment contrôlées, sont maintenant libres de s'exprimer. C'est la liberté qui résulte de la pratique, de la discipline et du contrôle de soi.
  Ses cornes en spirale se déplacent vers le haut plutôt que de se retourner en spirale dans le soi (comme celles du bélier qui pouvaient provoquer la destruction).
- Kakini, une divinité féminine, qui est la Shakti décrite pour la première fois comme une belle Déesse. Elle nous offre le mudra (geste symbolique des doigts) du courage et de l'intrépidité (*virabhaya*).
- Ishana, une divinité masculine, qui est celui qui compatit. Il représente la compassion, la sagesse et l'amour.
  L'eau qui coule de sa tête est l'expression du mantra So Ham « Je suis cela » et les serpents enroulés autour de son corps représentent les passions qu'il a apprivoisées.
  C'est pourquoi Joseph Campbell a dit : « *Les parents sont les héros du Chakra du cœur.* »

Anahata possède douze pétales, douze Vrttis :
- L'espoir (*asha*)

- L'anxiété (*cinta*)
- L'effort (*cesta*)
- L'amour, l'attachement (*mamata*)
- La vanité, l'arrogance (*dambha*)
- La conscience, la discrimination (*viveka*)
- La dépression psychique (*vikalatah*)
- L'égo (*ahamkara*)
- La cupidité (*lolata*)
- La déception (*kapatah*)
- L'argumentativité, la tendance à débattre (*vitarka*)
- La repentance (*anutapa*)

Anahata est responsable des sentiments d'espoir, d'amour et de compassion. Si Anahata est déséquilibré, il est impossible d'exprimer des sentiments profonds comme la joie.
Outre ces dysfonctionnements psycho-émotionnels, Anahata en déséquilibre peut provoquer des troubles physiques tels que certains problèmes cardiaques, certains cancers (des poumons notamment) et des problèmes liés au système immunitaire.

Le mantra d'Anahata est Yam (ou Yung). Son yantra est une étoile verte à six branches, un hexagone (qui est en fait l'intérieur de l'étoile) ou un cercle. *Vayu mudra* est son geste symbolique :

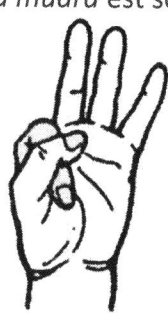

On peut équilibrer Anahata en travaillant sur trois axes :
- Les limites : pratiques de méditation axées sur le cœur, techniques de respiration (*pranayamas*) avec inspirations

profondes, et respect de l'éthique du yoga (certains *yamas* et *niyamas*).
- Le sens du soi : méditations sur le Chakra du cœur et méditation de la compassion (*metta*).
- La pensée critique et prise de décision éthique (certains *yamas* et *niyamas*).

Toutes les postures de yoga (*asanas*) qui travaillent sur extensions de la colonne vertébrale sont bénéfiques pour Anahata.

Aparté sur le Vector Equilibrium et le Tore

Je fais un nouvel aparté ici, à propos du Vector Equilibrium (équilibre vectoriel) de Buckminster Fuller. Buckminster Fuller était un architecte américain, théoricien des systèmes, auteur, concepteur et inventeur. Il a publié plus de trente livres et a inventé ou popularisé des termes tels que « vaisseau terrestre », « éphéméralisation » et « synergétique ». Le Vector Equilibrium serait la façon dont la Nature organise l'énergie.

Sa forme est étrangement similaire à celle d'Anahata :

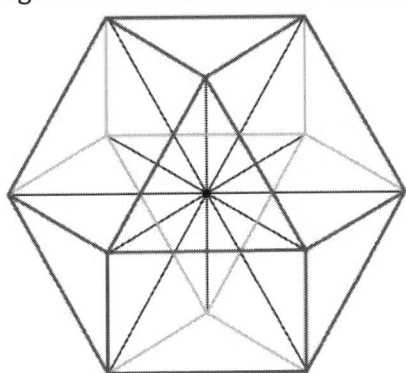

« Le Vector Equilibrium est ce qui existe n'importe où, n'importe quand, qui se régénère éternellement, et qui ne sera jamais vu par l'Homme de par l'expérience physique. Pourtant, c'est le cadre de l'évolution. » - Buckminster Fuller.

« L'équilibre entre positif et négatif est nul... Lorsqu'il n'y a aucune pulsation dans le Vector Equilibrium c'est là que nous pouvons connaitre l'expérience la plus proche de l'éternité et de

Dieu : la phase zéro de l'intégrité conceptuelle inhérente aux asymétries positives et négatives qui propagent les différentiels de conscience. » - Buckminster Fuller.

« *Le Vector Equilibrium est une destination équilibrée de la noble quête dévotionnelle de l'esprit.* » - Buckminster Fuller.

Comme dit précédemment, la forme d'Anahata reflète celle du Vector Equilibrium. Vous pouvez remarquer dans le schéma ci-dessus un hexagone, un hexagramme et un cercle/une sphère (énergie toroïdale). Douze rayons/pétales émanent également du centre...

La sphère est d'une importance cruciale ici parce que, selon l'Institut HeartMath, le cœur humain génère également un champ d'énergie en forme de tore (tube courbé refermé sur lui-même, voir schéma ci-dessous). « *Le cœur génère de loin le plus grand champ électromagnétique rythmique produit dans le corps. Nous avons constaté que si nous étudions l'analyse spectrale du champ magnétique créé par le cœur, l'information émotionnelle est codée et modulée dans ce champ.* » - Rollin McCraty, directeur de recherche, Institut HeartMath

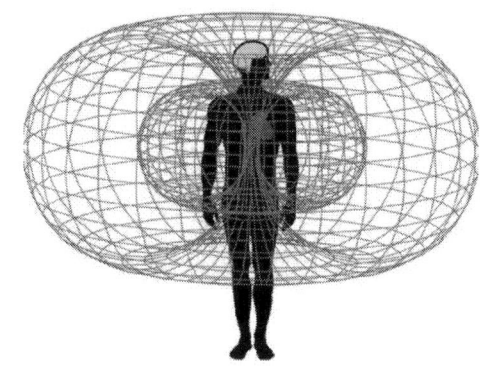

« *En apprenant à modifier nos émotions, en transformant ainsi l'information que nous encodons en ces champs magnétiques créés par le cœur, nous pouvons avoir un impact* [émotionnel ndlr.] *sur ceux qui nous entourent.* » - Rollin McCraty

Nous évoquons ici quelque chose appelé « mindsight ». C'est un terme inventé par le Dr Dan Siegel (psychiatre et neurobiologiste interpersonnel américain) pour décrire la capacité humaine à percevoir notre propre esprit et celui des autres. C'est comme un puissant téléobjectif à travers duquel nous pouvons comprendre nos vies intérieures avec plus de clarté et grâce auquel nous pouvons améliorer nos relations avec les autres.

Les recherches de Siegel ont montré que l'intestin, le cœur et les poumons ont tous des réseaux neuronaux qui cherchent à communiquer avec le cerveau. Quand nous prenons soin de nos Chakras, nous avançons vers une meilleure compréhension de soi.

11   LE 5ᵉᵐᴱ CHAKRA ET LA REALISATION DU SOI

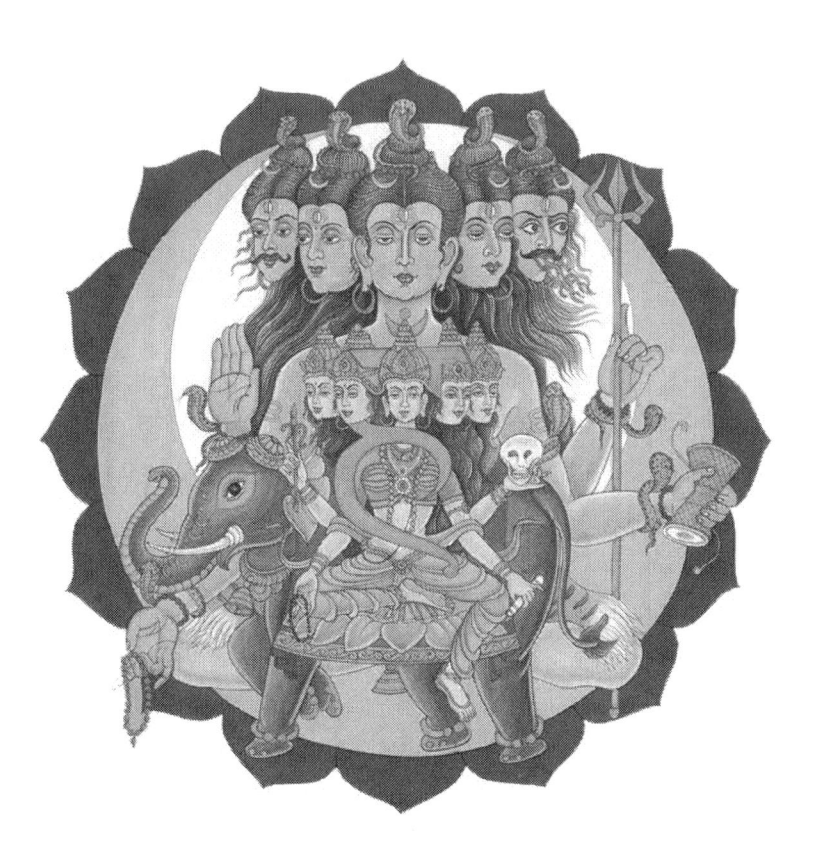

Le 5ème Chakra s'appelle **Vishuddha** ce qui signifie « Le Pur » ou « Le Purificateur ». C'est l'endroit où les impuretés, les différences et les frontières se dissolvent. C'est le pont entre le corps et l'esprit. Il est situé entre le plexus cervical et le plexus pharyngien (qui est formé par les branches des nerfs glossopharyngiens, vagus et sympathiques et qui alimentent les muscles et la muqueuse du pharynx, du palais et d'autres parties de la gorge).

Les glandes endocrines qui correspondent à Vishuddha sont la thyroïde et les glandes parathyroïdes.

Carl Jung a écrit : « *Si je devais réussir - et j'espère ne pas y arriver – à vous élever tous au niveau de Vishuddha, vous vous plaindriez certainement, vous étoufferiez, vous ne seriez plus capable de respirer, parce qu'il n'y a rien que vous pourriez éventuellement y respirer. C'est de l'éther. En atteignant Vishuddha, vous atteignez l'espace sans air où l'individu Lambda n'a aucune chance terrestre de respirer.* »

Voici les archétypes de Vishuddha :
- Elément : éther (*akasha tattva*), le facteur éthéré, qui représente le royaume entre les mondes
- Couleur : aucune ou toutes, iridescent comme l'huile sur l'eau
- Symbole : aucun ou tous

On trouve également :
- Airavata, représenté par un éléphant blanc. Il symbolise le fait que tous nos instincts animaux ont été purifiés. Le royaume du soi a transcendé le corps physique. Notre pouvoir (éléphantesque) est maintenant purement dans le domaine psychique. Cela représente aussi le pouvoir de manifestation des idées.
- Shakini, une divinité féminine, qui est ici l'incarnation de la pureté et de la paix. Elle a cinq têtes, ce qui représente le contrôle sur les cinq éléments et les cinq sens. Elle est celle qui dispose des Siddhis, les (super-)pouvoirs des êtres réalisés. Elle tient un nœud coulant et un crâne pour montrer que l'évolution n'est pas encore terminée…
- Panchavaktra Shiva, une divinité masculine, qui a, lui aussi, cinq têtes. Il peut voir dans toutes les directions, il est omniscient. Il

est la combinaison de tous les autres Shivas. La Kundalini danse sur sa tête, maîtrisée. Cela pour montrer que tout n'est que soi.

Vishuddha est la demeure de Shiva, entre autres Seigneur de l'Esthétisme. C'est là que s'expriment les arts : la musique, la danse, etc... : tout ce qui relate une expérience au-delà des mots. C'est par Vishuddha que nous accédons à la créativité et à l'expression de soi.

Vishuddha a seize pétales, seize Vrttis :
- La vibrance, do, le paon (*sadaja*)
- Le soulagement, ré, le taureau/le boeuf (*rsabha*)
- Le calme, mi, la chèvre (*gandhara*)
- La paix, fa, le cheval (*madhyama*)
- La joie, sol, le coucou (*painchama*)
- La douceur, la, l'âne (*dhaevata*)
- La tendresse, si, l'éléphant (*nisada*)
- Le son racine de la création/de la conservation/de la dissolution (*Om*)
- Le son racine de la Kundalini qui monte (*Hum*)
- La mise en pratique de la théorie, le son racine de l'activation (*phat*)
- L'expression du savoir mondain, le son racine du bien-être physique (*vaosat*)
- Le bien-être dans la sphère subtile, le son racine du bien-être psychique (*vasatha*)
- La résolution pieuse, le son racine du but noble, le bien-être universel (*svaha*)
- Le son racine de la dévotion au Suprême (*namah*)
- Le son racine de l'expression méchante et repoussante (*visa*)
- Le son racine de l'expression douce, de l'attraction (*amrta*)

Si Vishuddha est déséquilibré, il peut provoquer toutes sortes de problèmes de communication tels que : bégaiement, mythomanie, peur de parler en public, aphasie, etc... Il empêche également d'écouter les autres avec attention.

Outre ces dysfonctionnements psycho-émotionnels, Vishuddha en déséquilibre peut provoquer des troubles physiques tels que : maladies thyroïdiennes, ostéoporose, certains cancers O.R.L. et des problèmes d'audition.

Le mantra de Vishuddha est Ham (ou Hung). Son yantra est multiforme et multicolore. *Akasha mudra* est son geste symbolique :

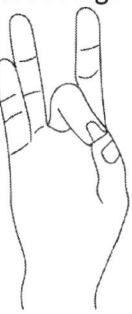

On peut équilibrer Vishuddha en travaillant sur :
- L'expression de soi : par des chants dévotionnels (*kirtans*) ou non, en pratiquant une activité artistique, en tenant un journal et par un travail de développement personnel.
- La réalisation de soi : par la méditation sur les mantras, en pratiquant des postures de yoga ou l'on tient *jalandhara bandha*/la fermeture de la gorge, en pratiquant des postures de yoga qui travaillent sur la région du cou (ex : *Matsyasana*/la posture du poisson, *Halasana*/la posture de la charrue, ou *Chakrasana*/la posture de la roue), par le service désintéressé (*karma yoga*) et par des pratiques dévotionnelles (*bhakti yoga*).

12 LE 6ᵉᵐᵉ ET LE 7ᵉᵐᵉ CHAKRA ET LE POTENTIEL HUMAIN

a. Ajna

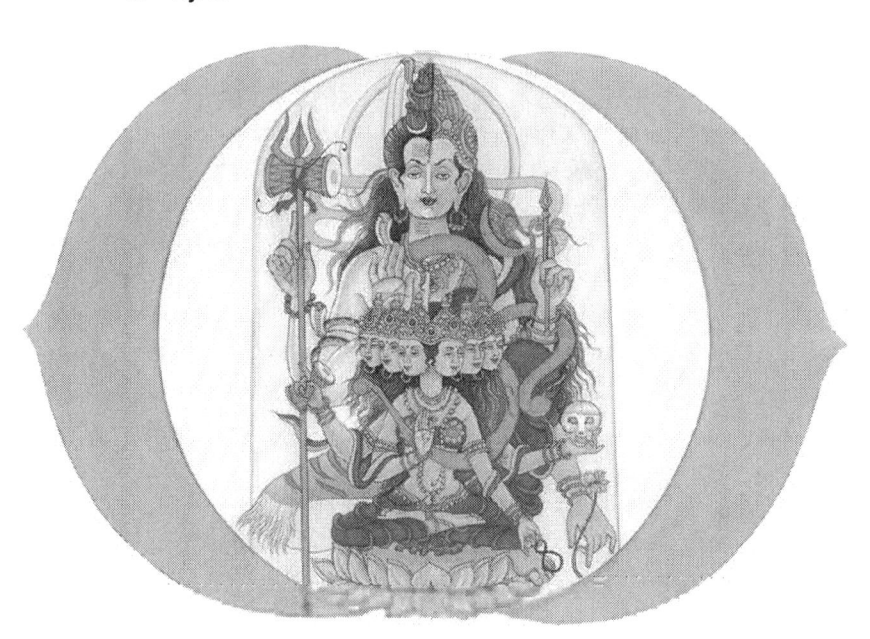

Le 6ème Chakra s'appelle **Ajna**, « Le Centre de Commandes ». Il correspond à l'hypothalamus et à l'hypophyse.

Ajna est au-delà du monde physique : les éléments, la couleur, le son et la forme ne sont plus pertinents parce que ce Chakra n'existe pas dans le monde matériel. Ajna appartient à un domaine purement psychique. Pour cette raison, il n'y a plus d'archétypes animaux.

Voici les archétypes d'Ajna :
- Hakini, une divinité féminine, qui est totalement pure et qui brille comme la lune. Elle a le contrôle sur la Kundalini (elle tient le serpent qui représente cette énergie). Elle tient également l'Amrita, le nectar de la félicité (qui représente toutes les hormones). La Shakti s'est adoucie, elle n'a plus besoin d'être si féroce ici, la plus grosse partie du travail a déjà été fait.
- Ardhanarishvara, une divinité mixte, qui est la fusion des principes masculins et féminins. Ardharishvara représente la dissolution des opposés.
- Le symbole Om (ॐ), qui représente la triangulation (*trikona*) :
    - Trois dieux : Brahma, Vishnu et Shiva.
    - Trois qualités (*gunas*) : pureté (*sattva*), désir (*rajas*) et Inertie (*tamas*).
    - Trois corps : physique, mental et spirituel.

Ajna possède deux pétales, deux Vrttis :
- L'ensemble des connaissances spirituelles (*para*)
- L'ensemble des connaissances matérielles (*apara*)

Si Ajna est déséquilibré, il peut provoquer des problèmes de concentration et de mémoire. Il peut aussi causer la désillusion et la déception.
Sur le plan physique, Ajna en déséquilibre peut provoquer des troubles de la croissance, des maux de tête, des hallucinations, des problèmes oculaires et de l'insomnie.

Ajna est ce qu'on appelle souvent « le 3ème Œil ». Il est pure intuition, au-delà de l'intellect. Il représente la conscience spirituelle et c'est là où les nadis (canaux d'énergie subtile) se rejoignent et fusionnent, où la dualité se dissout.

LES CHAKRAS : CE QU'ILS SONT VRAIMENT

Le mantra d'Ajna est Om (ou Thung ou Tham). Il n'a pas de yantra. *Hakini mudra* est son geste symbolique :

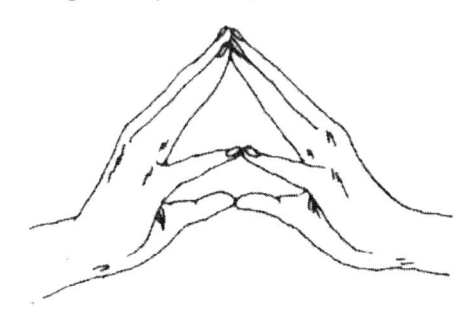

b. Sahasrara

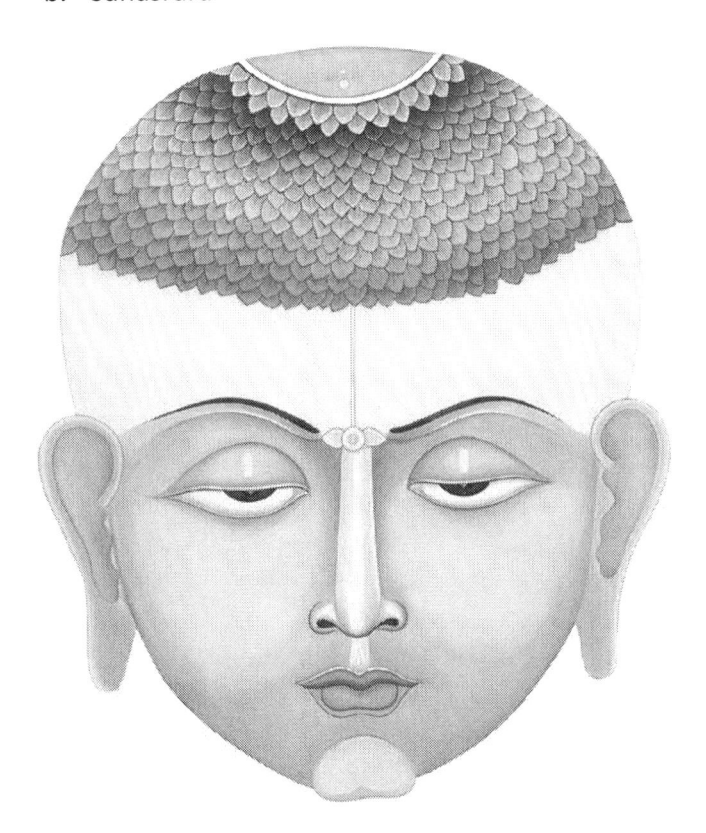

Le 7ème Chakra est appelé **Sahasrara**, « Le Lotus aux Mille Pétales ». Il est situé dans le cortex cérébral. La glande endocrine qui lui correspond est la glande pinéale (aussi appelée épiphyse).

« *Parler du Lotus aux Mille Pétales, le centre Sahasrara, est tout à fait superflu, parce que ce n'est qu'un concept philosophique sans substance pour nous ; il est au-delà de toute expérience possible. Dans Ajna, il y a toujours l'expérience du soi qui apparait différente de l'objet, Dieu. Mais dans Sahasrara, on comprend qu'il n'existe pas de différence, et donc on pourrait en déduire qu'il n'y a pas d'objet, pas de dieu, rien que Brahman. L'expérience même n'existe pas. Elle est endormie et c'est le nirvana. C'est un concept entièrement philosophique, une simple conclusion logique des prémisses précédentes. C'est sans aucune valeur pratique pour nous.* » - Carl Jung, dans *La Psychologie du Yoga Kundalini*

Quant aux archétypes de Sahasrara, il n'a ni élément ni symbole, seulement des pétales. Il est extra-cérébral : l'énergie de Sahasrara est créée par le cerveau, mais elle se trouve en réalité légèrement au-dessus du crâne. Ses pétales représentent toutes les possibilités de l'expression humaine, qui se fondent dans l'Absolu. Sahasrara est au-delà de la description, purement empirique.

Si Sahasrara est déséquilibré, il peut mener à la confusion, à l'amnésie, à la dépendance spirituelle, à des difficultés d'apprentissage, à un matérialisme exacerbé, à des croyances limitées ou au scepticisme spirituel.
Sur le plan physique, Sahasrara en déséquilibre peut entraîner des problèmes neurologiques, des migraines ou de l'insomnie.

Pour toutes les raisons vues plus haut, il n'y a pas de mantra, pas de yantra et pas de mudra correspondant à Sahasrara.

Ajna et Sahasrara peuvent être équilibrés par les mêmes techniques, en travaillant sur :

- L'équanimité et la connexion profonde grâce à la méditation contemplative (*dhyana*), aux chants dévotionnels (*kirtans*) et aux autres pratiques dévotionnelles.
- La réalisation de soi par la méditation contemplative (*dhyana*) et les retraites/programmes résidentiels.

13 LE REPOS DES CHAKRAS

Les statistiques nous montrent que nous vivons une crise de la santé mentale :
- Un adulte sur quatre a un trouble mental diagnostiquable, un sur dix-sept a une maladie mentale grave.
- Le coût des soins de santé liés aux maladies mentales est identique au coût des soins contre le cancer.
- Les maladies mentales non traitées coûtent aux États-Unis plus de 100 milliards de dollars par année.
- On considère qu'environ 15% des Etats-Uniens ont un problème avec l'alcool !
- 9% des Etats-Uniens âgés de plus de douze ans abusent ou sont dépendants de drogues illicites.
- D'ici 2030, les maladies cardiovasculaires, les maladies respiratoires chroniques, le cancer, le diabète et les maladies mentales représenteront une perte de production cumulée de 47 billions de dollars, soit environ 75% du PIB mondial en 2010.

Nous pouvons en conclure que notre vision de l'existence humaine est inadéquate. Les études réalisées sur la conscience montrent des limites quant à une compréhension plus profonde de ce que signifie être humain. Les Chakras seront probablement une clé pour comprendre le véritable fonctionnement de notre conscience.

Rappelons-nous que les plexus nerveux et les glandes endocrines sont associés à chaque Chakra. Ce sont les structures biologiques qui interagissent avec nos états psycho-physiques et qui peuvent affecter ces états.

Nous devons aussi nous rappeler que nous avons la capacité d'influencer le fonctionnement de nos Chakras et donc nos résultats en matière de santé.

Les Chakras sont le reflet de la déduction tantrique qui stipule que le corps est un produit du mental et le mental est un produit de l'esprit. Ils nous aident à comprendre l'ontologie et les mécanismes de la santé d'un point de vue non matérialiste.

14 LE YOGA ET LES TRAUMAS

« *Chaque traumatisme, qu'il soit physiologique, cognitif, émotionnel ou interpersonnel, affecte le corps physique. La guérison du traumatisme commence dans le corps.*
Puisque le corps est un livre d'histoire fiable de nos expériences vécues, il est essentiel que nous incluions le corps dans le processus de guérison. » - D.Berceli, Ph.D., chercheur en traumatologie, dans *La Méthode T.R.E pour se remettre d'un stress extrême.*

Lorsque nous sommes menacés, nous nous mettons naturellement en position fœtale. C'est la « position universelle » du traumatisme qui protège le visage et tous les organes internes.
Les muscles psoas sont les muscles fléchisseurs qui se contractent, les « sentinelles » qui nous protègent contre les dommages. Pour guérir les conséquences du traumatisme (et certains pensent même le traumatisme en lui-même) nous pouvons aider le corps à relâcher les tensions du psoas avec des postures de yoga et d'autres pratiques.

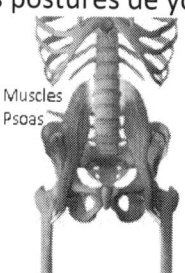

Muscles Psoas

Lorsque nous sommes traumatisés, nous sommes comme séparés de nous-mêmes, de notre corps, ainsi que du moment présent.
Le yoga peut signifier « union » ou intégration du corps, du mental et de l'esprit et/ou « union » du soi avec une force supérieure. Les pratiques de yoga visent ainsi à rassembler toutes les parties de nous-mêmes.

Le yoga a le pouvoir de guérir les traumatismes en travaillant sur :
- Le corps : le yoga propose des postures et des exercices de respiration qui aident à guérir le corps physique.
- Le mental : le yoga propose des pratiques d'ancrage et de visualisation, ainsi que de la relaxation profonde (ex : *yoga nidra*/le yoga du sommeil). L'accent est mis sur le sens de la communauté (*satsanga*) et sur l'éthique (*yamas* et *niyamas*).
- L'esprit : les pratiques de yoga comme la méditation, le chant dévotionnel (*kirtan*) et la pleine conscience aident à apaiser et à développer notre côté spirituel.

Nous pouvons étudier brièvement comment le yoga aide à guérir les traumatismes. En fait, les mécanismes de lutte, de fuite ou de statufication (réactions naturelles au stress) sont faciles à déclencher mais difficiles à arrêter. De plus, c'est parce que l'on reste coincé dans l'un de ces mécanismes que nous développons des troubles de stress post-traumatique (TSPT).
Grâce au yoga, nous pouvons atténuer l'activation de l'axe hypothalamo-hypophyso-surrénalien et par ce fait diminuer l'anxiété causée par les traumatismes (en particulier en réduisant la sécrétion de cortisol, l'hormone du stress) en provoquant une sensation de relaxation profonde par des pratiques de yoga douces comme *Savasana*/la posture du cadavre ou le *yoga nidra*/le yoga du sommeil.
Nous devons également travailler sur le psoas et les autres muscles fléchisseurs qui doivent se relâcher.
En maintenant des postures, comme *Utkatasana*/la posture de la chaise, jusqu'à ce que le corps commence à trembler (tremblement

neurogénique), on peut également parvenir à « déstatufier » le traumatisme. Nous verrons pourquoi plus tard.

Une autre approche du yoga consiste à se remettre dans la position du traumatisme dans un environnement sûr. Cela aide le corps à libérer les tensions musculaires et lui permet de comprendre qu'il peut libérer l'expérience du traumatisme.

En outre, le yoga aide à rester dans le moment présent, en dehors du passé. Il est auto-induit, autorégulé, à travers la pleine conscience, la respiration et les postures. La pratique du yoga se veut également sans jugement, bienveillante et non-compétitive.

Jodi Carey, célèbre professeure de yoga du centre de traumatologie de Boston, dit à propos du yoga : « *Les asanas sont des outils puissants qui agissent comme un système de remodelage neuromusculaire qui peut apprendre à tout l'organisme comment il peut se réorganiser.* »

Le yoga peut être considéré comme une stratégie de santé publique. Parce que trop de personnes ont subi un traumatisme dans leur vie (7,7 millions d'adultes américains âgés de 18 ans et plus, soit environ 3,5% des personnes de ce groupe d'âge au cours d'une année donnée, souffrent de TSPT), les traumatismes sont un problème majeur de santé publique. L'accessibilité du yoga en fait une stratégie de santé communautaire importante.

Le yoga peut être vu comme un outil de transformation. En effet, comme le dit David Berceli : « *Parce que l'expérience traumatique est en dehors de notre vision du monde et que l'on ne peut pas la traiter de façon logique, elle semble complètement écrasante et insupportable. Cependant, c'est précisément parce qu'elle semble écrasante que l'on peut être forcés à abandonner une ancienne façon de penser et, éventuellement, à adopter une nouvelle façon d'être.*
Ce processus d'expansion forcée permet l'évolution de l'esprit. »

Nous pouvons conclure ce chapitre sur le traumatisme en étudiant sa physiologie propre.

Commençons par un rappel rapide sur la réponse de lutte ou de fuite (*Fight or Flight* en anglais) en cas de danger. Lorsqu'un animal est menacé dans la nature, deux choix s'offrent à lui : combattre le danger ou s'enfuir. Une troisième option moins fréquemment utilisée est la statufication (l'animal fait semblant d'être mort).

Le système nerveux sympathique (SNS) qui répond au stress mobilise les ressources du corps et déclenche la réponse appropriée : lutte ou fuite. De nouvelles études sur le nerf vague ont montré que la branche dorsale du nerf vague active la réaction de « statufication » lorsque les autres stratégies de survie (lutte ou fuite) ont échoué.

Au cours de notre évolution en tant qu'espèce, nous avons développé, dans le système nerveux, différents mécanismes d'adaptation et ces mécanismes sont hiérarchiques :
1. Le système le plus ancien aide à économiser l'énergie.
2. Le suivant nous fait agir.
3. Le dernier, le plus évolué, permet l'auto-apaisement et nous permet d'avoir des relations sociales.

Lorsque nous sommes l'objet d'une expérience traumatisante de groupe, voici ce qui se passe chronologiquement :
1. Nous utilisons d'abord des signaux sociaux-culturels. Nous utilisons les muscles faciaux, y compris ceux des oreilles, pour nous apaiser et apaiser les autres. Nous mangeons ou nous buvons, nous écoutons de la musique et nous parlons aux gens pour nous calmer.
   Il existe un lien entre les nerfs qui gèrent l'expression du visage et les nerfs qui régulent l'activité du cœur et des poumons.
2. Ensuite, nous adoptons un comportement de lutte ou de fuite.
3. Finalement, nous utilisons le très vieux système vagal dorsal, le mécanisme de « statufication ».

Comme nous l'avons vu précédemment, lorsque les mammifères sont menacés, ils se battent, fuient ou s'immobilisent. Si le mammifère s'immobilise et n'est pas tué par l'agresseur, il doit se « déstatufier » et il le fait en se secouant vigoureusement. Cette secousse neurogénique libère le mammifère du cycle de traumatisme en «

désactivant » la branche dorsale du nerf vagal. Le problème avec les êtres humains est qu'ils se sont socialisés et ont abandonné cette réponse naturelle qui consiste à trembler. Vous comprenez donc maintenant pourquoi une pratique de yoga qui consiste à tenir des postures jusqu'à ce que les musclent de la région de Svadhisthana, le 2ème Chakra, se mettent à trembler peut aider à guérir d'un traumatisme.

15 LE YOGA ET LES ADDICTIONS

Le yoga peut aussi aider à combattre les addictions. Nous verrons dans ce chapitre pourquoi et comment. Mais avant cela, nous devons d'abord définir ce qu'est une addiction.

Pour Gabor Maté, un médecin canadien retraité qui s'intéresse particulièrement au développement de l'enfant, aux traumatismes et à leurs répercussions potentielles sur la santé physique et mentale, ainsi qu'à un large éventail d'autres troubles y compris les dépendances, une addiction est « *tout comportement qui a des conséquences négatives et qui est associé à l'envie et à la rechute, ainsi qu'à une absence de contrôle sur ce comportement, malgré les conséquences négatives qui en découlent. La toxicomanie est un continuum qui va du bourreau de travail hautement respecté et qui se trouve au sommet de la pyramide sociale, au toxicomane de la rue qui souffre de maladie mentale et qui fait face à l'opprobre, qui lui se trouve en bas de la pyramide sociale. Dans notre société, il n'y a pratiquement personne qui n'est pas affecté par une addiction, que l'on s'en rende compte ou non.* »

Le risque de dépendance est influencé par une combinaison de facteurs de risque qui inclue :
- La biologie individuelle
- L'environnement social

- L'âge ou le stade de développement

Plus un individu cumule de facteurs de risque, plus il est probable que sa consommation de drogues entraîne une dépendance. C'est pourquoi la prévention jour un rôle la clé dans le combat contre les addictions.

Une drogue psychoactive produit deux choses dans le cerveau :
- Elle augmente le niveau d'endorphines (opiacés endogènes).
- Elle augmente le niveau de dopamine (neurotransmetteur de la vitalité).

À titre de comparaison, nous savons qu'une bonne alimentation augmente le taux de dopamine de 50%. Avoir des rapports sexuels augmente ce niveau de 100%. Sniffer de la cocaïne de 350%. Et prendre de la méthamphétamine de 1200% !

Aux Etats-Unis, l'Institut National sur l'Abus des Drogues (National Institute on Drug Abuse ndlr.) a rédigé un guide appelé *Les Principes d'un Traitement Efficace*. Ses treize points sont :
- La dépendance est une maladie complexe qui peut être traitée et qui affecte le fonctionnement du cerveau et le comportement de l'individu.
- Il n'existe pas de traitement unique qui fonctionne sur tout le monde.
- Le traitement doit être accessible et facilement disponible.
- Un traitement efficace répond aux besoins multiples de l'individu, pas seulement à sa consommation de drogues.
- Il est indispensable de suivre le traitement pendant une durée déterminée (et ne pas l'abandonner dès les 1ers signes d'amélioration).
- Les thérapies comportementales, individuelles, familiales ou de groupe, sont les formes de traitement de la toxicomanie les plus couramment utilisées.
- Les médicaments sont un élément important du traitement pour de nombreux patients, en particulier lorsqu'ils sont associés à des thérapies comportementales.
- Le traitement que suit une personne doit être continuellement réévalué et modifié si besoin afin de s'assurer qu'il réponde

toujours aux besoins de la personne. Ces besoins étant évolutifs.
- De nombreux individus toxicomanes souffrent également d'autres troubles mentaux.
- La désintoxication médicalement assistée n'est que la première étape du traitement de la toxicomanie et, à elle seule, ne modifie guère la consommation de drogues à long terme.
- Le traitement devrait fonctionner même si la personne ne souhaite pas volontairement le suivre.
- La bonne prise des médicaments doit être surveillée en permanence pendant le traitement.
- Les programmes de traitement devraient tester la présence des virus du SIDA, ceux des hépatites B et C, celui de la tuberculose et ceux d'autres maladies infectieuses. Ces programmes devraient fournir des conseils ciblés sur la réduction des risques, en associant les patients au traitement si nécessaire.

Les stratégies de traitement courantes sont :
- Les thérapies pharmacologiques
- Les Programmes des 12 Etapes (des *Alcooliques Anonymes*)
- Les thérapies cognitivo-comportementale (TCC)
- Le soutien communautaire et la formation familiale (programme C.R.A.F.T.)
- Les entrevues de motivation (thérapie d'amélioration)
- La thérapie systémique familiale

Dans le monde occidental, comme l'a publié l'institut national américain de la santé, « *la dépendance est définie comme une maladie cérébrale chronique et récurrente qui se caractérise par la recherche compulsive de drogues et de son utilisation, en dépit de conséquences néfastes.* »

« *La science nous a appris que le stress, les choses qui rappellent des souvenirs liés à l'abus de drogue (ex : des personnes, des lieux, des sensations) et l'exposition aux médicaments sont les éléments qui déclenchent le plus souvent la rechute. On a développé des médicaments pour interférer avec ces déclencheurs afin d'aider les patients à se rétablir.* » - National Institute of Health, Pub n°07-5605, avr.07

Il est souvent admis que les causes de la dépendance sont d'ordre médical (dysfonctionnement génétique ou cérébral qui pourrait être guéri par des médicaments) ou social (on sous-entend que c'est un choix).

Ces points de vue généralisés à propos de la dépendance posent certains problèmes :

- Il y a réductionnisme : on tend à réduire l'addiction au corps physique, on dit par exemple qu'il s'agit d'un dysfonctionnement cérébral.
- On considère que l'addiction est une la maladie : l'accent est mis sur le négatif.
- On prend le problème comme s'il ne concernait que l'individu dépendant. Ne serait-ce pas plutôt un problème social complexe ?

Il en est de cette façon à cause d'un certain cadre culturel qui définit pour nous ce que sont une consommation abusive et la dépendance. Nous ne remettons pas en cause ces définitions car elles font partie de notre façon de penser. Ce serait comme si un poisson ou une grenouille pensait à l'eau dans laquelle ils nageaient. Comme le dit le Dr Andrew Weil : « *La manière dont nous pensons à la drogue est aussi inutile qu'une théorie géocentrique du système solaire. Elle nous rend incapables de décrire, prédire ou contrôler les phénomènes associés aux drogues, sauf de la manière la plus grossière. Les problèmes insolubles, comme celui de la consommation de drogues, sont toujours des manifestations dans le monde physique de modèles conceptuels erronés (c'est-à-dire inutiles).* »« *Je crois que nous pouvons littéralement sortir du problème de la drogue en changeant les concepts qui en découlent, les manières obsolètes de concevoir ce qu'est la conscience sous ses formes ordinaires et non ordinaires.* »

Comme Andrew Weil l'écrit dans *The Natural Mind*, une façon de penser trop rigide à pour effet de provoquer :

- Une tendance à connaître les choses par l'intellect plutôt que par d'autres facultés de l'esprit.

- Une tendance à être trop attaché aux sens et à travers eux à la réalité externe.
- Une tendance à prêter attention aux formes extérieures plutôt qu'aux contenus intérieurs et à ainsi tomber dans le matérialisme.
- Une tendance à percevoir les différences plutôt que les similitudes entre les phénomènes.
- Une tendance au pessimisme et au désespoir.

Au contraire, la vision du monde selon le yoga est holistique et synthétique. C'est la conscience/l'esprit qui y est à l'origine de toute manifestation plutôt que la matière, et le mental y est la cause de la matière. De nos jours, la physique quantique révèle la réalité sublime du yoga : tout est uni, connecté.

Aussi, dans la vision du monde du yoga, ce qui existe dans le macrocosme existe aussi dans le microcosme. L'individu est donc un reflet de la société dans laquelle il vit. « *Rien n'existe jamais tout à fait indépendamment du reste. Tout est en lien avec tout.* » - Bouddha.

Comme dit précédemment, le yoga est un équilibre, une union, entre :
- Le corps physique : que l'on peut entraîner par les postures de yoga (*asanas*), les pratiques de respiration (*pranayamas*), la méditation (*dhyana*) et la diététique.
- Le mental : que l'on peut entraîner par le suivi d'une éthique particulière (*yamas* et *niyamas*), les postures de yoga, la méditation et le service désintéressé (*seva*).
- L'esprit : que l'on peut entraîner par les chants dévotionnels (*kirtans*), la méditation (*dhyana*) et la dévotion (*bhakti*).

Le yoga voit la dépendance comme une maladie spirituelle. Son point de vue repose sur trois principaux constats :
- Nous vivons dans un univers de désir.
- Tous les êtres désirent faire l'expérience de l'union avec l'Absolu.
- Chaque désir est un désir masqué d'union avec l'Absolu.

Certains abus de drogues ne sont que des tentatives d'atténuer une souffrance. « *La recherche d'expansion de notre sens du soi est une impulsion humaine fondamentale et pourtant, repousser temporairement nos limites pour un retour à un état plus restreint n'offre que des avantages limités.* » - D.Simon et D.Chopra, dans *Se libérer des dépendances : La méthode du Centre Chopra pour surmonter les habitudes destructrices.* Dans le yoga, l'esprit est l'essence et le facteur causal primaire.

Tout cela correspond au point de vue des Alcooliques Anonymes. Comme il l'est écrit dans le livre *Les Alcooliques Anonymes*, la sobriété est un « *répit quotidien subordonné au maintien de notre condition spirituelle* » et la dépendance est une « *maladie que seule vaincra une expérience spirituelle* ».

Ainsi, les principes de traitement, de prévention et de suivi doivent découler de ce qui est essentiel : l'esprit. Notre nature humaine profonde (*dharma*) n'est seulement qu'un élan qui nous dirige vers une puissance supérieure...

Comme mentionné plus haut en citant le Dr Gabor Maté, la dépendance peut aussi être un mécanisme d'adaptation à la douleur provoquée par le traumatisme.

Certaines stratégies issues du yoga pour combattre la dépendance peuvent donc être de :

- Se mettre en état de pleine conscience afin d'acquérir une nouvelle perspective sur la douleur.
- Gérer et libérer la douleur à travers des pratiques physiques, mentales, spirituelles et sociales.
- Redevenir ami et être bienveillant avec son corps.
- Se créer des endroits où l'on se sent en parfaite sécurité.

L'épanouissement personnel, « *un état dans lequel un individu ressent une émotion positive envers la vie ainsi qu'un bien-être psychologique et social* », doit également être atteint si l'on veut se débarrasser d'une addiction.

L'épanouissement personnel demande aussi de la souplesse psychologique ainsi qu'une certaine maîtrise de l'environnement. On peut obtenir ces deux choses grâce à différentes pratiques de yoga (diététique, éthique, postures et méditation).

La connaissance du yoga peut aussi nous aider à concevoir un modèle d'écologie sociale.

Un modèle d'écologie sociale influencé par le yoga donne un cadre systémique à la dépendance. Cela suggère qu'il n'y a pas seulement un dysfonctionnement interne mais qu'il y a aussi beaucoup de facteurs externes à considérer. En effet, jusqu'à 70% des facteurs qui influent sur notre santé sont des facteurs sociaux (voir : http://www.countyhealthrankings.org/our-approach).

Il existe un réel besoin d'une approche intégrée. Nous savons qu'aux Etats-Unis seulement environ 1/10ème des personnes qui auraient besoin d'un traitement en reçoivent un. La principale cause (42,5%) étant, là-bas, le coût du traitement.

Les recherches menées concluent que les traitements « à large spectre », qui incluent des techniques pour réduire le stress et améliorer l'auto-efficacité, semblent être les plus efficaces. Probablement parce que leurs effets couvrent une multitude de facteurs qui contribuent à la dépendance comme à la rechute.

Le yoga peut aider à traiter une dépendance de façon complémentaire parce que :
- Il est holistique. L'origine psychologique et spirituelle est aussi importante que l'origine physique. Les postures et la respiration se sont avérées être des compléments efficaces aux traitements proposés.
- Il est propice à l'épanouissement personnel. Le yoga a pour but la réalisation de soi (physique, mentale et spirituelle).
- Il est accessible. On peut le pratiquer en clubs ou seul à la maison. Beaucoup de femmes sont attirées par ce genre d'approche centrée sur le corps.
- Ses techniques peuvent être appliquées dans plusieurs contextes : prévention, traitement, rétablissement/récupération et promotion de la santé.

Les principaux avantages du yoga sur le mental et sur l'esprit en cas de dépendance sont :

- Qu'il est stimulant : il est facile à apprendre, facile à pratiquer et ses effets sont rapides à percevoir.
- Qu'il aide à cultiver la pleine conscience : il permet le contrôle des pulsions, le discernement dans la prise de décision et la régulation émotionnelle.
- Qu'il s'agit d'équilibre : il développe la capacité d'équilibre et de maîtrise de soi dans le but de réduire le besoin d'automédication.
- Qu'il est libérateur et épanouissant : il peut aider à rediriger les désirs et à trouver un but et un sens plus profond à la vie.
- Qu'il aide ainsi à la récupération.

Physiquement, le yoga :
- Améliore la respiration.
- Réduit le taux de cortisol, l'hormone du stress, dans le sang.
- Diminue la pression artérielle et la fréquence cardiaque.
- Diminue la variabilité de fréquence cardiaque (permet au corps de passer plus facilement entre le système nerveux parasympathique et le système nerveux sympathique).
- Est bénéfique à tous les systèmes physiologiques.

Une approche globale et intégrée du yoga agit donc dans :
- La prévention : pratiques pour contrer les tendances addictives et éviction du conditionnement culturel.
- Le traitement : pratiques pour apaiser le système nerveux et faire « sauter » les déclencheurs.
- Le suivi et la récupération : pratiques pour aider à trouver un sens et un but nouveaux dans vie après le traitement.
- La promotion de la santé : pratiques qui favorisent un mode de vie sain axé sur le yoga, utilisées également pendant les trois autres phases.

Elle agit également à différents niveaux :
- Spirituel : elle doit s'orienter vers l'épanouissement individuel et doit rediriger l'attachement au physique vers le psycho spirituel.
- Intellectuel : elle doit s'opposer au mental pour permettre l'évolution.

- Emotionnel : elle doit créer une résilience interne (capacité à modérer le comportement face aux effets sociaux négatifs). Elle doit également aider à cultiver la pleine conscience (calme non-réactif) et changer la neuro-structuration.
- Physique : ses pratiques doivent renforcer tous les systèmes corporels.
- Environnemental : elle doit renforcer la conscience subtile et esthétique.
- Social : elle doit créer un changement culturel.
- Professionnel : elle doit améliorer les perspectives et doit s'orienter vers le positif.
- Financier : elle doit être rentable.

J'espère que ce chapitre permettra de vous guider pour travailler globalement avec une personne dépendante. Bien sûr, tout cela doit être mis en lien avec ce qui a été écrit à propos de Svadhistana au chapitre 8.

16 CONCLUSION

Vous avez maintenant un aperçu général de ce que sont les Chakras d'un point de vue biologique comme d'un point de vue psycho-philosophique, tous deux basés sur la cosmologie du yoga et sur le Tantra, qui sont les véritables origines des Chakras.

En ce qui concerne le traitement des Chakras, on ne mentionne les cristaux dans aucun texte hindou. On n'y mentionne pas non plus les auras ésotériques. Peut-être que les yogis reconnaissent en elles les *koshas* (les cinq couches de l'être)...
Le traitement et le soin des Chakras est en fait l'un des principaux objectifs de la thérapie par le yoga (*yoga cikitsa*) et probablement la meilleure thérapie en ce qui concerne les Chakras, puisque pratiquée, étudiée et documentée depuis plusieurs siècles.
Cependant, vous pouvez expérimenter les myriades de nouvelles techniques de guérison et voir ce qui fonctionne pour vous. Cela dépend aussi (principalement ?) de ce en quoi vous croyez.

Le plus important étant de rester en bonne santé, d'évoluer sur votre propre voie et de grandir. Je vous souhaite sincèrement le meilleur pour atteindre vos objectifs.

REMERCIEMENTS

À mes professeurs : Deva Ram, Valérie Diaz, Yogatara L. Alessandra, Kristine «*Kaoverii*» Weber, Karen Claffey, Dr David Frawley.

A ma femme et ma famille pour le soutien qu'ils m'accordent chaque jour.

A ma femme et mes ami(e)s, pour la relecture de cet ouvrage.

A PROPOS DE L'AUTEUR

Stéphane Le Colas est un professeur de yoga français, yogathérapeute, praticien en Ayurvéda et en massage thaïlandais. Il vit aux Vans, en Ardèche.

Il a découvert les sciences liées aux philosophies hindoues grâce à sa première formation de yoga qui avait lieu au Népal. Depuis, il s'est beaucoup formé, un peu partout dans le monde.

Depuis 2013, il reçoit des patients en cabinet et donne des cours de yoga et de massage. Il vient souvent à Paris pour consulter, former de futurs professeurs de yoga ou de futurs praticiens en massage thaïlandais.
Il a écrit deux livres de formation en Ayurveda.

Vous pouvez le contacter à sur son adresse de courriel : stephane.lecolas@yayavara.com

Printed in Great Britain
by Amazon